Dr. Lan Göttinger

YOGA NIDRA

Die Kunst der tiefen Entspannung

Bibliografische Information der Deutschen Nationalbibliothek
Die Deutsche Nationalbibliothek verzeichnet diese Publikation in der Deutschen Nationalbibliografie. Detaillierte bibliografische Daten sind im Internet über https://dnb.de abrufbar.

Für Fragen und Anregungen
info@m-vg.de

Wichtige Hinweise
Dieses Buch ist für Lernzwecke gedacht. Es stellt keinen Ersatz für eine individuelle medizinische Beratung dar und sollte auch nicht als solcher benutzt werden. Wenn Sie medizinischen Rat einholen wollen, konsultieren Sie bitte einen qualifizierten Arzt oder eine qualifizierte Ärztin. Der Verlag und die Autorin haften für keine nachteiligen Auswirkungen, die in einem direkten oder indirekten Zusammenhang mit den Informationen stehen, die in diesem Buch enthalten sind.

Ausschließlich zum Zweck der besseren Lesbarkeit wurde auf eine genderspezifische Schreibweise sowie eine Mehrfachbezeichnung verzichtet. Alle personenbezogenen Bezeichnungen sind somit geschlechtsneutral zu verstehen.

Originalausgabe
2. Auflage 2025

Türkenstraße 89
80799 München
Tel.: 089 651285-0

Redaktion: Sarah Holzwarth
Umschlaggestaltung und Layout: Manuela Amode
Umschlagabbildung: Adobe Stock/MindShiftMasteryHub
Abbildungen im Innenteil: Adobe Stock/MindShiftMasteryHub: 4, 9, 10, 58, 83, 168; Shutterstock/Dancake: 18; Sergi Martin: 32; AdobeStock/Toxa2x2: 33; Shutterstock/Gooly: 36; AdobeStock/Olga Rai: 39, 95, 102, 105, 121, 131, 141, 150, 165; Shutterstock/Axel_Kock: 44; AdobeStock/BonkersArt: 73; AdobeStock/Oli: 74; AdobeStock/Something in my head: 75; AdobeStock/Valentina: 76, 77, 79, 80; Florence Lemyre: 175
Satz: Andreas Linnemann
Druck: Florjancic Tisk d.o.o., Slowenien
Printed in the EU

ISBN Print 978-3-7423-2802-1
ISBN E-Book (EPUB, Mobi) 978-3-7453-2610-9

Dr. Lan Göttinger

YOGA NIDRA

Die Kunst der tiefen Entspannung

Wie du dein Nervensystem beruhigst, um besser zu schlafen, klarer zu denken und gelassener durchs Leben zu gehen

riva

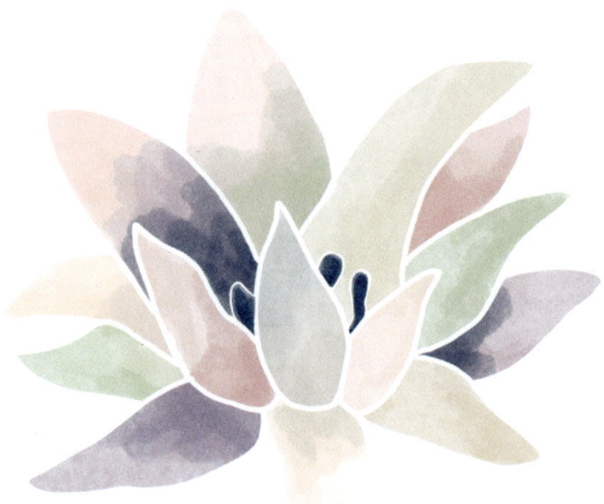

Inhalt

Die Reise durch dein Bewusstsein beginnt

In einer Welt, die oft von Hektik und Stress geprägt ist, suchen viele von uns nach Wegen, um inneren Frieden und Harmonie zu finden. Yoga Nidra, eine Form der meditativen Tiefenentspannung, bietet eine solche Zuflucht. Oft als »yogischer Schlaf« bezeichnet, ist es eine Praxis, die uns hilft, in einen Zustand zwischen Wachen und Schlafen zu gleiten, der nicht nur zu tiefster Entspannung verhelfen, sondern in dem auch Heilung stattfinden kann.

Schön, dass Sie dieses Buch in den Händen halten, denn womöglich sind auch Sie auf der Suche nach genau diesem Gefühl: endlich mal richtig abschalten können. Dann sind Sie hier genau richtig, kommen Sie doch gleich mit auf diese Reise.

Dieses Buch ist Ihr persönlicher Reiseführer in die Welt des Yoga Nidra. Wir erkunden gemeinsam die beeindruckenden Effekte auf Körper und Geist, lernen die wissenschaftlichen Hintergründe kennen und steigen tief in praktische Übungen ein. Stellen Sie sich vor, Sie könnten Stress nicht nur bewältigen, sondern ihm mit einem Lächeln begegnen – Yoga Nidra macht's möglich!

Als Ärztin, Health Coach und Yogalehrerin habe ich sowohl durch meine professionelle Laufbahn als auch durch meine persönlichen Erfahrungen die transformative Kraft von Yoga Nidra aus medizinischer und auch aus spiritueller Perspektive erleben dürfen. Diese Praxis bietet weit mehr als »bloß« Entspannung und ist zugänglich für jeden Menschen, ganz egal ob Yoga-Neuling oder erfahrene Praktizierende.

Das Ziel dieses Buches ist es, Ihnen nicht nur ein Verständnis für Yoga Nidra zu vermitteln, sondern Sie vor allem zu inspirieren und zu befähigen, diese Praxis selbst zu erleben. Tauchen Sie mit mir in die faszinierende Praxis des Yoga Nidra ein und entdecken Sie, wie Sie Ruhe, Klarheit und Erneuerung in Ihrem Leben willkommen heißen können.

Ab hier werde ich zum »Du« wechseln – denn dieses Buch soll dich an der Hand nehmen, deine Yoga-Nidra-Praxis zu entdecken. Und das findet auf tieferen Ebenen unseres Seins statt, das mit einem freundschaftlichen Du mehr anfangen kann als mit einem formalen Sie.

In diesem Buch verzichte ich bewusst auf das durchgängige Gendern, um den Lesefluss zu erleichtern. Selbstverständlich sind jedoch immer alle Geschlechter gleichermaßen gemeint, wenn von Yogaschülern, Klienten oder Lehrerinnen die Rede ist. Yoga und die Praxis von Yoga Nidra sind allen Menschen zugänglich, unabhängig von Geschlecht, Orientierung oder Religion.

Herzlich willkommen also auf deinem Weg in die Welt des Yoga Nidra! Dieses Buch ist mehr als nur ein Leitfaden – es ist dein persönlicher Begleiter auf der Reise zu innerem Frieden, tiefer Entspannung und vielleicht sogar zu ein wenig Selbsterkenntnis. Was kannst du von diesem Buch erwarten? Eine Menge! Egal, ob du nach Entspannung suchst, deinen Schlaf verbessern möchtest oder einfach neugierig auf die Geheimnisse dieser alten Praxis bist – hier findest du alles, was du brauchst.

Wie nutzt du dieses Buch am besten? Ganz einfach: so, wie es zu dir passt! Du musst es nicht von vorn bis hinten durchlesen, um davon zu profitieren. Stattdessen kannst du genau dort einsteigen, wo es sich für dich richtig anfühlt.

Das erste Kapitel beinhaltet vor allem theoretisches Wissen. Es bietet dir einen Überblick und ein tiefes Verständnis für die Praxis von Yoga Nidra. Hier erfährst du, was Yoga Nidra ist, woher es kommt und welche erstaunlichen Wirkungen es auf Körper, Geist und Seele haben kann. Auch die wissenschaftlichen Betrachtungen zu Yoga Nidra werden hier integriert: Studien zur Wirksamkeit von Yoga Nidra stützen die jahrhundertealte Weisheit. Wenn du mehr über die Hintergründe wissen willst oder ein bisschen Theorie schätzt, dann ist dieser Teil perfekt für dich.

Kapitel 2 ist der erste Praxisteil und bereitet dich optimal auf deine eigene Yoga-Nidra-Routine vor. Mit Vorübungen wie Atemübungen, vorbereitenden Asanas und wertvollen Tipps lernst du, wie du dich am besten entspannst und auf die Praxis einstimmst. Ich habe ein paar Hilfestellungen für dich, falls sich bestimmte Dinge für dich sehr herausfordernd anfühlen. Wir machen einen kleinen Exkurs in die Gewohnheitsbildung, denn nur das Wissen allein macht dich nicht zu einem Yoga-Nidra-Profi – sondern die Umsetzung. Du bekommst wertvolle »Hacks« mit für deine neuen Gewohnheiten. Die kurzen Übungen aus diesem Kapitel sind auch ideal, um kleine Momente der Ruhe und Achtsamkeit in deinen Alltag zu integrieren. Hier geht es darum, dich Schritt für Schritt in den Zustand zu versetzen, der Yoga Nidra so besonders macht.

Das dritte Kapitel ist der zweite Praxisteil und das eigentliche Herzstück des Buches. Hier findest du direkt umsetzbare Yoga-Nidra-Übungen, die dich in eine tiefe Entspannung und eine innere Stille führen. Jede Übung hat ihren eigenen Fokus und eine besondere Intention. Zu Beginn wirst du vor allem davon profitieren, dich von den Audiodateien anleiten zu lassen. Wenn du dich später selbst durch die Übungen leiten kannst, dienen dir die detaillierten Skripts als roter Faden. Wenn du magst, kannst du auch direkt in dieses Kapitel springen, um sofort in die Erfahrung einzutauchen. Auf die Audiodateien zum Anhören kannst du über die QR-Codes zugreifen.

Ganz gleich, ob du Yoga Nidra aus Neugier ausprobierst, um Stress abzubauen oder um deinen Schlaf zu verbessern – oder ob du schon Erfahrung mit Yoga Nidra hast oder dies vielleicht als Lehrerin sogar anderen vermittelst – dieses Buch ist genau richtig für dich und wird dir als Leitfaden und Inspiration dienen. Fühle dich frei, zwischen den Kapiteln zu springen, die Übungen auszuprobieren, die dich ansprechen, und deinen eigenen Weg mit Yoga Nidra zu finden. Es ist dein Buch, deine Yoga-Nidra-Praxis, dein Wohlbefinden.

Viel Freude beim Entdecken und Wachsen!

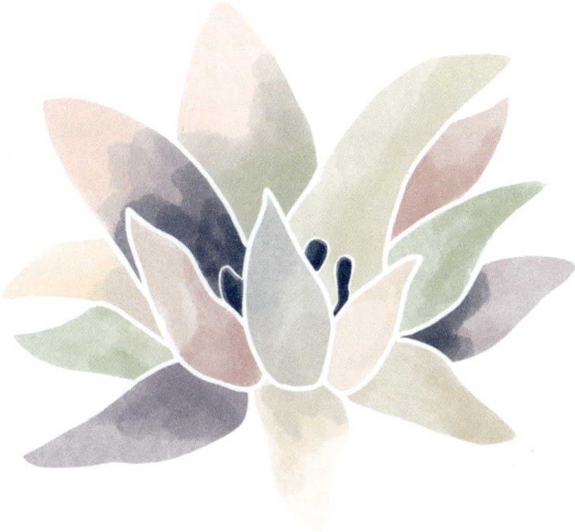

KAPITEL 1

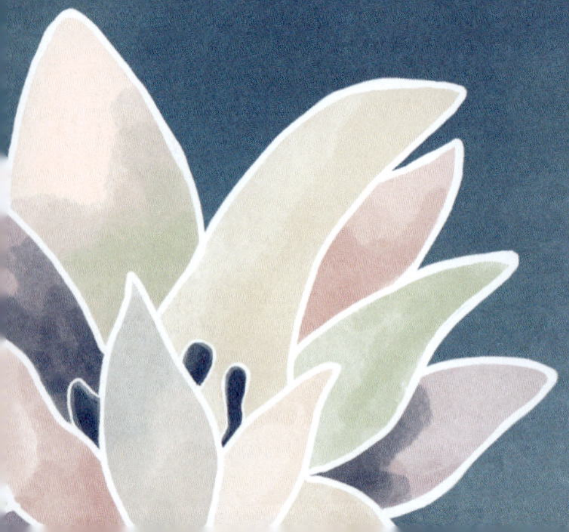

Yoga Nidra zwischen Wissenschaft und Mystik

Eine uralte Praxis für unsere moderne Zeit

Ich erinnere mich noch sehr genau an meine erste Yoga-Nidra-Erfahrung. Am Ende einer Yogaklasse liegen wir alle in der Totenstellung *Shavasana* am Boden. Die Yogapose, in der man auf dem Rücken liegt, Arme und Beine locker ausgestreckt. Die ultimative Entspannung nach einer Stunde Dehnen, Bewegen und Halten. Nach einer Stunde Yogaflow bin ich definitiv bereit dafür, einfach nur dazuliegen.

Die sanfte Stimme der Yogalehrerin lullt mich ein und fordert mich sanft auf, meine Aufmerksamkeit durch meinen Körper wandern zu lassen – Zehe für Zehe, Finger für Finger. Ich drifte langsam weg und bin trotzdem noch da. Die Yogalehrerin fährt fort mit Worten, die Bilder in mir entstehen lassen, ohne dass ich es genau mitbekomme, denn irgendwie schlafe ich.

Dieser Zustand zwischen Wachen, Schlafen und Träumen hält etwa 10 bis 15 Minuten an, dann – vielleicht bin ich ja doch eingeschlafen und hoffe, ich habe nicht geschnarcht – holt uns die Yogalehrerin mit einem sanften Gong wieder zurück in den Raum, auf die Matte, in das wache Bewusstsein. Ich fühle mich fantastisch – als hätte ich stundenlang geschlafen. Erholt und gleichzeitig präsent, im Frieden mit der Welt und dem Universum.

Was ist da geschehen? Willkommen zur Kraft von Yoga Nidra. Von außen gesehen passiert nichts – während sich im Innern Welten auftun, den tieferen Ebenen unseres Seins Raum geben und tiefe Entspannung, Regeneration und Klarheit ermöglichen. Damals wusste ich noch nicht, dass dies »Yoga Nidra« genannt wird – den Begriff habe ich erst später und ganz besonders während meiner eigenen Yogalehrerausbildung kennengelernt und auch mehr über die Hintergründe gelernt.

Diese Erfahrung, die ich damals gemacht habe – und bis heute immer wieder machen durfte –, möchte ich gern weitergeben. An dich, an alle, die sich dazu entschließen, sich diesem Buch zu widmen. An alle, die sich tiefe Entspannung, nachhaltigere Regeneration und einen klaren fokussierten Geist wünschen. Ich möchte dich für diese wundervolle Praxis begeistern. Yoga Nidra gibt es schon seit langer Zeit. Mit dem Trend des Yoga allgemein hat es auch bei uns Einzug gefunden. Lass uns erst mal näher beleuchten, was Yoga Nidra eigentlich ist.

Yoga Nidra wird häufig als »yogischer Schlaf« bezeichnet. Eingebettet in das gesamte Konzept von Yoga ist es eine der meditativeren Formen des Yoga. Dazu möchte ich nun einen kleinen Überblick geben, was der Begriff *Yoga* alles umfasst. Wir verbinden mit Yoga oft vor allem die Posen, die *Asanas*, dabei ist Yoga so viel mehr: ein ganzes System, eine Philosophie, die dazu dient, erfüllter zu leben, im Einklang mit sich, mit anderen und mit der Natur.

Das Wort *Yoga* hat seine Wurzeln im Sanskrit-Begriff *yuj*, was »vereinen« bedeutet. Damit ist laut alter yogischer Schriften die Einheit und Vereinigung des Individuums mit dem größeren, universellen Bewusstsein gemeint: eine harmonische Einheit von Geist, Körper und Natur.

Wie können wir diese Einheit erreichen? Damit haben sich Gelehrte in Indien vor über 2000 Jahren beschäftigt und begonnen, Schriften zu verfassen, die die Schritte und Praktiken auf dem Weg dorthin beinhalten. Das übergeordnete Ziel ist dabei das Erreichen von *Samadhi*, oft mit »Erleuchtung« übersetzt. Der Pfad zur Erleuchtung ist eine Reise. Gleichzeitig ist es möglich, kleine Momente von *Samadhi* zu erfahren – und zwar als Gefühl des tiefen Friedens mit Leichtigkeit. Diese Erfahrung findet oft im Übergang zwischen den Bewusstseinszuständen statt. Darauf gehe ich im Kapitel »Die Ebenen des Bewusstseins« (ab Seite 32) genauer drauf ein.

Ein Standardwerk über diese Reise ist das *Yoga Sutra* von Pantanjali, einem indischen Weisen, der dieses Werk etwa 200 Jahre vor unserer Zeitrechnung verfasste. Diese Schriften sind, ganz vereinfacht gesagt, ein Leitfaden zur Ausübung von Yoga in allen Facetten.

Die 8 Säulen des Yoga

Das Herzstück des *Yoga Sutra* bilden die acht Glieder oder Säulen des Yoga, die einen umfassenden Pfad zur Erleuchtung und inneren Erkenntnis beschreiben. Sie bieten eine Art Wegweiser für den spirituellen Fortschritt und zeigen uns, wie wir sowohl unser äußeres Verhalten als auch unseren inneren Zustand verbessern können, um letztlich *Samadhi* – die vollkommene geistige Einheit – zu erreichen. Diese acht Glieder geben uns ganz konkrete Werkzeuge an die Hand, um Balance, Frieden und Klarheit in unser Leben zu bringen.

Die Yamas und Niyamas – praktische Wegweiser für ein harmonisches Leben

Die Yamas und Niyamas geben uns ganz praktische Richtlinien an die Hand, wie wir unser Leben gestalten können, um auf dem Weg zu innerer Erfüllung und Klarheit voranzuschreiten.Gewaltlosigkeit, Ehrlichkeit, Nicht-Stehlen und Disziplin sind nicht nur spirituelle Prinzipien, sondern helfen uns, eine Basis für ein friedliches und erfülltes Leben zu schaffen – sowohl im Umgang mit anderen als auch mit uns selbst.

Yama – zwischenmenschliches Verhalten

Yamas sind ethische Richtlinien, die den Umgang mit unserer Umwelt und unseren Mitmenschen betreffen. Sie sind wie moralische Grundregeln, die ein harmonisches und friedliches Miteinander fördern. Dazu gehört *Ahimsa* (»Nicht-Verletzen«) – der Verzicht auf jegliche Form von Gewalt, nicht nur physisch, sondern auch verbal und gedanklich. Weitere *Yamas* sind *Satya* (»Wahrhaftigkeit«), *Asteya* (»Nicht-Stehlen«), *Brahmacharya* (sexuelle Enthaltsamkeit oder Integrität) und *Aparigraha* (»Nicht-Anhaften«), die uns zu einem achtsamen und respektvollen Miteinander anleiten.

Niyama – innere Einstellung

Die *Niyamas* sind eher auf unsere persönliche Praxis und unsere innere Haltung ausgerichtet. Sie laden uns ein, unser inneres Gleichgewicht zu finden und unsere Beziehung zu uns selbst zu reflektieren. Hierzu gehört *Saucha* (»Reinheit«), sowohl auf körperlicher Ebene als auch in unseren Gedanken und Emotionen. *Santosha* (»Zufriedenheit«) lehrt uns, mit dem, was wir haben, in Frieden zu leben.

Weitere *Niyamas* wie *Tapas* (»Disziplin« und »Hingabe«), *Svadhyaya* (»Selbststudium«) und *Ishvara Pranidhana* (»Hingabe an das Göttliche«) helfen uns, achtsam und bewusst zu leben und unseren Geist zu kultivieren.

Asanas – Körperhaltungen

Wenn wir an Yoga denken, denken viele zuerst an *Asanas*, die körperlichen Übungen. Diese Haltungen sind jedoch viel mehr als nur Bewegung: Sie stärken unseren Körper, fördern unsere Flexibilität und helfen uns, eine Verbindung von Körper und Geist herzustellen. *Asanas* bereiten uns darauf vor, länger in meditativen Haltungen zu verweilen, indem sie den Körper geschmeidig und stark machen. Doch Asanas wirken nicht nur körperlich, sie bieten auch einen Zugang zur Achtsamkeit – sie lehren uns, im Moment zu sein und auf unseren Körper zu hören.

Pranayama – Atemregulation

Pranayama umfasst Atemübungen, die uns helfen, unsere Lebensenergie, das *Prana*, zu kontrollieren und bewusst zu lenken. Indem wir den Atem regulieren, können wir unser Nervensystem beeinflussen und sowohl innere Ruhe als auch Vitalität fördern. *Pranayama* ist kraftvoll: Es kann uns beruhigen, wenn wir gestresst sind, oder uns energetisieren, wenn wir uns müde fühlen. Heutzutage ist *Pranayama* häufig als Atemtechnik bekannt und hat seinen Weg auch in viele moderne Wellnesspraktiken gefunden.

Pratyahara – Rückzug der Sinne

Pratyahara bedeutet, die Sinne nach innen zu lenken. In einer Welt, die uns ständig mit Reizen überflutet, ist es eine Herausforderung, unsere Sinne zurückzuziehen und uns ganz auf unser Inneres zu konzentrieren. *Pratyahara* ist ein wichtiger Schritt, um den Geist zu beruhigen und uns von äußeren Ablenkungen zu lösen. Es ist die Brücke zwischen dem Äußeren und dem Inneren – hier beginnt die Reise zur tiefen inneren Klarheit.

Dharana – Konzentration

Dharana ist die Fähigkeit, den Geist auf einen Punkt zu fokussieren. Es geht darum, Ablenkungen loszulassen und die Gedanken bewusst zu lenken. Ob man sich auf den Atem, ein Mantra oder ein Objekt konzentriert – *Dharana* stärkt unsere geistige Klarheit und Disziplin. Es ist die Vorbereitung auf die Meditation, bei der wir lernen, den Geist zu sammeln und in der Gegenwart zu verweilen.

Dhyana – Meditation

Dhyana ist Meditation in ihrer tiefsten Form. Hier geht es nicht mehr nur um Konzentration, sondern um das vollständige Verschmelzen mit dem Objekt der Meditation. In *Dhyana* wird der Geist still und klar, und wir erfahren tiefen inneren Frieden. Diese Praxis hilft uns, eine tiefere Verbindung mit uns selbst und der Welt um uns herum zu erfahren.

Samadhi – vollkommene geistige Einheit und Erkenntnis

Samadhi ist das höchste Ziel des Yoga. Es ist der Zustand vollkommener Einheit – der Moment, in dem wir erkennen, dass wir nicht getrennt sind von der Welt, sondern ein Teil des Ganzen. In *Samadhi* entsteht das Gefühl von tiefster Verbundenheit, und wir erleben einen Zustand des vollkommenen Friedens und der Freude.

Yoga Nidra – *Pratyahara, Dharana* und *Dhyana* vereint

Im Yoga Nidra umfasst die Erfahrung die folgenden drei Glieder des Yoga – *Pratyahara, Dharana* und *Dhyana*. Es ist ein Zustand tiefer Entspannung, in dem wir die Sinne zurückziehen, die Konzentration schärfen und in eine meditative Ruhe eintauchen. Dabei wird oft nur eine Asana praktiziert: *Shavasana*, die Totenstellung. In dieser Haltung liegt man entspannt auf dem Rücken, der Körper ruht, während der Geist wach bleibt. Yoga Nidra kann aber auch im Sitzen oder sogar im Stehen geübt werden, wenn es für den Praktizierenden so besser möglich ist.

Das bedeutet der Name »Yoga Nidra«

Übersetzt heißt *nidra* so viel wie »Schlaf«. Allerdings handelt es sich bei Yoga Nidra nicht um einen gewöhnlichen Schlaf. Es ist ein bewusster Zustand zwischen Wachsein und Schlafen, der es ermöglicht, tief in das Unterbewusstsein einzutauchen. In diesem Zustand können alte Muster und Blockaden gelöst und das gesamte System regeneriert werden. Diese Übergangsphase ermöglicht tiefe Entspannung und gleichzeitig mehr Klarheit. Wir können ruhen und dabei unsere Kreativität fördern. Oft sind wir, wenn wir in dieser Phase wieder aufwachen, so erfrischt, als hätten wir lange geschlafen.

Im Yoga Nidra liegen wir bequem auf dem Rücken in *Shavasana* und der Atem fließt natürlich. Wir lenken unsere Aufmerksamkeit auf unseren Körper, auf unsere Sinne, auf unsere Atmung und lassen unseren Geist konzentriert ruhen. Yoga Nidra ist die ultimative Form des Nichtstuns.

Wir alle brauchen Phasen des Nichtstuns, um zu regenerieren, neue Kraft und Kreativität zu sammeln und um Inseln der Ruhe in unserem oft schnelllebigen Alltag zu finden. Vom Leistungsmodus in den Entspannungsmodus umzuschalten, ist nur oft gar nicht so einfach. Konsum von Alkohol, sozialen Medien oder Fernsehen können uns das Gefühl geben, zu entspannen. Wirklich nachhaltig ist vielmehr die Entspannung, die wir selbst in uns generieren können – und das können wir lernen.

Denn so wie wir Muskeln trainieren oder Asanas üben, so können wir auch tiefe Entspannung und meditativen Fokus trainieren und üben und dabei eine wundervolle Regeneration erfahren – auf körperlicher, emotionaler und mentaler Ebene.

Die Mystik von Yoga Nidra

Yogatraditionen sind häufig mit hinduistischer Mystik verbunden. Dabei begegnen wir immer wieder einer Göttin, einer weiblichen Energie, die in verschiedenen Formen und Namen verehrt wird. Innerhalb von Yoga Nidra wird diese göttliche Energie oft als die »Divine Goddess« oder »göttliche Göttin« bezeichnet. Diese Vorstellung ist eng mit der spirituellen Praxis von Yoga Nidra verknüpft und zeigt die tiefe Mystik und Bedeutung dieser Meditationstechnik.

Yoga Nidra wird in einigen Traditionen als Manifestation der schlafenden Göttin oder Shakti betrachtet. Shakti ist die kreative und dynamische Energie, die als die treibende Kraft hinter allen Schöpfungen im Universum angesehen wird. In der

Mythologie und spirituellen Praxis verkörpert Shakti sowohl das schöpferische Potenzial als auch die Macht der Transformation und Erneuerung. Sie ist die Energie, die Leben erweckt, Wachstum fördert und Veränderungen ermöglicht. In diesem Kontext wird Yoga Nidra als eine Praxis verstanden, die uns mit dieser göttlichen Energie in Verbindung bringt. Wenn wir uns im Zustand des Yoga Nidra befinden, öffnen wir uns der Präsenz der Göttin und lassen ihre heilende, nährende Kraft auf uns wirken.

Eine Geschichte aus der hinduistischen Mythologie erzählt von der Göttin Durga, die sich in einem Zustand des Yoga Nidra befand, bevor sie den Dämonen Mahishasura besiegte. Dieser Zustand des tiefen, bewussten Schlafes verlieh ihr immense spirituelle Kräfte, die sie in den entscheidenden Momenten ihres Kampfes einsetzte. Hier symbolisiert Yoga Nidra nicht nur die Fähigkeit, innere Ruhe und Gelassenheit zu finden, sondern auch die Möglichkeit, diese Ruhe in eine mächtige, transformative Energie umzuwandeln.

Ein weiteres Beispiel für die göttliche Verbindung im Yoga Nidra findet sich in der Gestalt von Parvati, der Gemahlin des Gottes Shiva. Parvati, die oft als Symbol der Hingabe und des spirituellen Strebens gesehen wird, soll durch die Praxis von Yoga Nidra tiefere Ebenen des Bewusstseins erreicht haben. Diese Praxis half ihr, eine innige Verbindung zu Shiva zu finden, die über das Körperliche hinausgeht und in die tiefen spirituellen Bereiche der Einheit und des Einsseins führt.

Yoga Nidra wird damit zu einem heiligen Raum, einem spirituellen Altar, an dem wir die Göttin verehren und mit ihr in Einklang treten können. Im übertragenen Sinne ist es eine Einladung, uns selbst mit der tiefen Weisheit und der intuitiven Kraft der göttlichen Weiblichkeit zu verbinden, die in uns allen schlummert. Durch diese Verbindung können wir nicht nur körperliche und mentale Heilung erfahren, sondern auch spirituelle Erkenntnis erlangen. Die

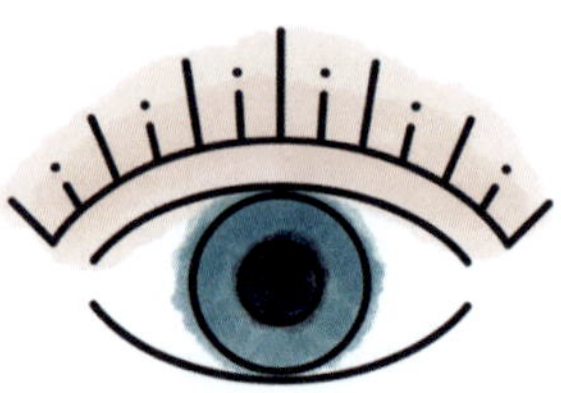

Das Auge des inneren Bewusstseins – ein Symbol für die tieferen Dimensionen von Yoga Nidra.

Göttin im Yoga Nidra repräsentiert die höchste Form von Hingabe und Vertrauen, eine Hingabe, die uns lehrt, loszulassen und uns dem Fluss des Lebens hinzugeben.

Diese mystische Dimension von Yoga Nidra offenbart sich uns dann, wenn wir uns auf die Praxis einlassen und bereit sind, die tieferen Schichten unseres Bewusstseins zu erkunden. Indem wir uns der spirituellen Energie öffnen, die Yoga Nidra durchdringt, können wir lernen, in Harmonie mit dem Universum zu leben und die göttliche Präsenz in unserem täglichen Leben zu spüren. Yoga Nidra ist somit nicht nur eine Technik der Entspannung, sondern ein Weg, die »göttliche Göttin« in uns selbst zu entdecken und zu ehren.

Ich möchte hier betonen, dass die mystischen Aspekte von Yoga Nidra nicht zwingend ein Teil deiner Praxis sein müssen, um die vielen Vorteile dieser Methode zu erfahren. Auch wenn die Geschichten und die spirituellen Dimensionen von Yoga Nidra eine tiefere Bedeutungsebene bieten, die viele Menschen inspiriert, so sind die physischen und mentalen Vorteile auch ohne diesen Kontext zugänglich. Yoga Nidra stellt kein Dogma dar und verkörpert keine Religion. Du darfst für dich entscheiden, welche Bedeutung die mystische Ebene für dich haben kann.

Yoga Nidra kann dir helfen, Stress abzubauen, besser zu schlafen und eine tiefere Entspannung zu finden, unabhängig davon, ob du dich mit den spirituellen Traditionen identifizierst oder nicht. Ich erwähne sie hier nicht nur, um die alten Traditionen anzuerkennen, sondern ich finde es auch schön zu sehen, wie jahrhundertealte Mystik und modernes Wissen miteinander verschmelzen und uns daran erinnern, dass das Streben nach innerem Frieden und Wohlbefinden ein zeitloses menschliches Bedürfnis ist.

Letztlich geht es darum, dass du für dich den besten Weg findest, der dir hilft, in deinem Alltag mehr Ruhe, Gelassenheit und Verbundenheit zu erleben. Es ist ganz deine eigene Praxis. Ob das durch die Verbindung zu alten spirituellen Geschichten oder durch eine rein praktische Anwendung oder irgendetwas dazwischen geschieht, bleibt komplett dir überlassen.

Das Yoga Nidra der modernen Zeit

Yoga Nidra hat sich in der modernen Zeit durch verschiedene Lehrer und Strömungen weiterentwickelt. Eine der frühesten Einflüsse stammt von der Himalaja-Meisterin Mataji, die als »Mother Teacher« gilt und die Essenz von Yoga Nidra an ihre Schüler weitergab.

Einer davon war Swami Rama, ein Pionier im Bereich der Bewusstseinsforschung und Gründer des Himalayan Institute. Er brachte Yoga Nidra vom Himalaja in den Westen und setzte es gezielt zur Förderung der körperlichen und geistigen Gesundheit ein. Er war bekannt für seine Fähigkeit, bewusst physiologische Prozesse zu kontrollieren, was durch wissenschaftliche Studien bestätigt wurde. Swami Rama sah Yoga Nidra als eine Methode zur Selbstheilung und Selbstentdeckung, die tiefen inneren Frieden und Klarheit bringen kann. Sein Einfluss hat dazu beigetragen, Yoga Nidra als eine wichtige Praxis in der Welt des modernen Yoga zu etablieren.

Swami Satyananda Saraswati hat Yoga Nidra durch seine umfangreiche Literatur und das Buch *Yoga Nidra* populär gemacht. Er strukturierte die Praxis systematisch und machte sie weltweit in Buchform zugänglich, was sie zu einem festen Bestandteil des modernen Yoga machte.[1]

Ein weiterer Yogameister und Psychologe Richard Miller entwickelte auf der Basis traditioneller Yoga-Nidra-Praktiken das iRest-Protokoll.[2] iRest, was für »Integrative Restoration« steht, wurde speziell an westliche Bedürfnisse angepasst und wird häufig zur Behandlung von PTBS (posttraumatische Belastungsstörung), Depressionen und Angststörungen eingesetzt.

Andrew Huberman, ein Neurowissenschaftler der Stanford University, hat die Methode Non-Sleep Deep Rest (NSDR, auf Deutsch etwa »Tiefenentspannung ohne Schlaf«) populär gemacht.[3] Diese Technik basiert auf Yoga Nidra und zielt darauf ab, durch tiefe Entspannung die neuronale Plastizität (das heißt die Fähigkeit des Gehirns zur Anpassung an seine Aufgaben) zu fördern und die geistige und körperliche Erholung zu verbessern.

Kamini Desai, Tochter von Amrit Desai, einem ebenfalls einflussreichen Yogalehrer, hat Yoga Nidra zu einem Kernstück ihrer Lehre gemacht. Sie kombiniert traditionelle Yoga-Nidra-Techniken mit modernen psychologischen Erkenntnissen und hat ein einzigartiges Programm entwickelt, das unter dem Begriff »Integrative Amrit Method« bekannt ist. Kamini Desai betont die tiefgreifenden Auswirkungen von Yoga Nidra auf die emotionale Heilung und das Stressmanagement. Sie hat Yoga Nidra in verschiedenen Bereichen angewandt, darunter Therapie, Selbsthilfe und spirituelle Praxis, und hat mehrere Bücher über die transformative Kraft von Yoga Nidra geschrieben.[4]

Durch ihre Arbeiten zeigen all diese modernen Lehrer auf ihre Weise, wie Yoga Nidra als kraftvolles Werkzeug für persönliche Transformation und Heilung eingesetzt werden kann, und helfen damit vielen Menschen, Zugang zu den tieferen Ebenen ihres Bewusstseins zu finden. Diese modernen Anpassungen und Verfeinerungen zeigen, wie vielseitig und anpassungsfähig Yoga Nidra ist, um den Bedürfnissen der Menschen in einer sich stets wandelnden Welt gerecht zu werden.

Wissenschaftliche Untersuchungen

Mit dem Einzug von Yoga Nidra in die westliche Welt und mit den Erkenntnissen über die vielfältigen Wirkungen dieser Praxis ist auch das wissenschaftliche Interesse erwacht, diese Effekte genauer zu erforschen. Doch wie kam es dazu, dass eine Technik, die in den stillen Hallen indischer Ashrams praktiziert wurde, ihren Weg in die Labore und Kliniken weltweit fand?

Es begann mit der Neugier einiger Wissenschaftler und Yogapraktizierender, die sich fragten: »Kann das, was wir subjektiv als entspannend und heilend empfinden, auch messbare physiologische und psychologische Effekte haben?« Erste Studien in diese Richtung richteten ihren Fokus auf die offensichtlicheren Bereiche: Stressreduktion, Verbesserung der Schlafqualität und emotionale Ausgeglichenheit. Denn wer hat nicht schon einmal erlebt, wie beruhigend eine tiefe Entspannung sein kann?

Eine der früheren Untersuchungen zeigte, dass Yoga Nidra nicht nur das Gefühl der Entspannung fördert, sondern tatsächlich den Blutdruck und die Herzfrequenzvariabilität (oder auch Herzratenvariabilität, kurz HRV) positiv beeinflusst.[5] Die Herzfrequenzvariabilität beschreibt die Schwankungen der zeitlichen Distanz zwischen den Herzschlägen und ist ein wichtiger Indikator für die Anpassungsfähigkeit des autonomen Nervensystems, wobei eine hohe HRV mit besserer Stressresistenz und allgemeiner Gesundheit assoziiert wird. Forscher stellten fest, dass Teilnehmer nach der Praxis eine bessere Anpassungsfähigkeit an Stress zeigten. Es schien, als würde Yoga Nidra den Körper lehren, flexibel und ruhig auf Stressoren zu reagieren, anstatt in Panik zu verfallen.

Yoga Nidra hat sich als wertvolle therapeutische Methode bei einer Vielzahl von gesundheitlichen Herausforderungen bewährt. Aufgrund der einfachen Durchführung ist es für viele Menschen eine leicht zugängliche Option, um Heilungsprozesse zu unterstützen. Es wurde erfolgreich bei der Behandlung von Menstruationsstörungen[6], posttraumatischen Belastungsstörungen[7], Diabetes[8] sowie bei Angstzuständen und Depressionen[9] eingesetzt.

Das Interesse der Wissenschaftler ging aber noch tiefer. Sie wollten verstehen, warum Yoga Nidra diese Effekte hervorruft – welche messbaren Veränderungen im Gehirn sich während der Praxis einstellen. Also fingen sie an, während der Praxis Gehirnwellenmuster zu untersuchen.[10] Sie stellten dabei fest, dass Yoga Nidra den Zustand der Alpha- und Theta-Gehirnwellen fördert – Zustände, die typischerweise mit tiefer Entspannung und Kreativität in Verbindung gebracht werden. Das Gehirn scheint also auch messbar in einen Zustand versetzt zu werden, der zwischen Wachsein und Schlafen liegt, was möglicherweise die tief erholsame und revitalisierende Wirkung der Praxis erklärt.

Nidra bedeutet wörtlich, wie bereits erwähnt, »Schlaf«. Daher ist natürlich naheliegend, dass auch der Einfluss auf den Schlaf intensiv untersucht wird. In einer Studie mit älteren Teilnehmern mit bekannter Schlaflosigkeit zeigte sich, dass eine regelmäßige Yoga-Nidra-Praxis die Schlafqualität erheblich verbesserte.[11] Teilnehmer berichteten von tieferem und erholsamerem Schlaf. Solche Ergebnisse sind motivierend – eine regelmäßige Praxis stellt somit eine echte Alternative zu Schlafmitteln dar.

Das wissenschaftliche Interesse hört hier nicht auf. Forscher untersuchen weiter, wie Yoga Nidra bei spezifischen Beschwerden helfen kann: von chronischen Schmerzen bis hin zu mentalen Erkrankungen wie Depression und Angststörungen. Eine bemerkenswerte Studie untersuchte die Wirkung von Yoga Nidra und *Pranayama* bei Patientinnen, die aufgrund von Gebärmutterhalskrebs behandelt wurden, und fand heraus, dass die Praxis die mentale Gesundheit der Patientinnen entscheidend verbesserte.[12] Die Patientinnen führten zweimal täglich für 6 Wochen an 5 Tagen die Woche eine 30-minütige Übung durch. Sie wurden zu 15 bis 20 Minuten *Pranayama* und 10 Minuten Yoga Nidra angeleitet.

Die Studie zeigt, dass Yoga Nidra eine wertvolle Unterstützung bei der Bewältigung der emotionalen und körperlichen Herausforderungen bietet, die eine Krebsdiagnose und -behandlung mit sich bringen. Die Praxis hilft Betroffenen, ihre innere Ruhe zu finden und den mit der Erkrankung verbundenen Stress zu reduzieren. Durch die tiefe Entspannung kann das Nervensystem beruhigt und die Resilienz gestärkt werden, was den Umgang mit belastenden Therapien und den damit verbundenen Nebenwirkungen erleichtert. Diese Praxis fördert nicht nur die mentale Erholung, sondern kann auch das allgemeine Wohlbefinden und die Lebensqualität der Patientinnen verbessern, indem sie ihnen hilft, besser mit Angst und Unsicherheit umzugehen.

Yoga Nidra ist somit mehr als nur eine Methode zur Entspannung. Es ist ein faszinierendes Forschungsfeld, das zeigt, wie alte Weisheiten und moderne Wissenschaft miteinander verschmelzen können. Die Forscher stellen weiterhin Fragen wie: Kann Yoga Nidra als Therapieform in Kliniken etabliert werden? Welche weiteren gesundheitlichen Vorteile können durch die Praxis entdeckt werden? Die Reise der Wissenschaft, die Geheimnisse von Yoga Nidra zu entschlüsseln, hat gerade erst begonnen.

Das Forschungsfeld ist noch klein, aber fein. Und die bisherigen Ergebnisse lassen sich sehen – sie bestätigen, was bislang anekdotisch oder literarisch beschrieben wurde: Yoga Nidra hilft, ein entspannteres und gelasseneres Leben in Wohlbefinden zu führen und mit gesundheitlichen Herausforderungen unterschiedlichster Arten besser umgehen zu können. Und das Beste dabei: Das geht mit wenig Aufwand, kostengünstig und ohne Nebenwirkungen. In den weiteren Kapiteln kommen wir noch einmal auf all diese Mechanismen und Wirkungen zu sprechen.

Also – schauen wir uns erneut genauer an, was die positiven Effekte von Yoga Nidra genau sind: Warum sollte ich, warum solltest du – und am besten jeder Mensch – Yoga Nidra üben?

Wozu Yoga Nidra?

Wenn du bis hierher gelesen hast, dann wird dir schon in etwa klar sein, wozu Yoga Nidra gut ist – und schließlich hast du dieses Buch ja auch mit einer bestimmten Intention aufgeschlagen. Du kannst jederzeit gern in das dritte Kapitel springen und direkt mit den Übungen loslegen. Falls du jedoch ein paar Hintergründe zur Wirkung und den positiven Effekten von Yoga Nidra auf dein Leben, dein Nervensystem und dein Hormonsystem erfahren möchtest – dann lies hier weiter. Du erfährst, wie Yoga Nidra bei bestimmten Symptomen und Zuständen konkret wirken kann – und warum. Du lernst Studien kennen, die diese Wirksamkeit belegen. Und vielleicht gibt es an der einen oder anderen Stelle vielleicht sogar einen Aha-Moment für dich.

Die Wirkung von Yoga Nidra

Yoga Nidra ist eine Praxis, die in unserer schnelllebigen und oft hektischen Welt wahre Wunder bewirken kann. Anders als das klassische Yoga, bei dem körperliche Bewegung im Vordergrund steht, wird Yoga Nidra im Liegen geübt und hat den Fokus, die Übenden in einen Zustand tiefer Entspannung und innerer Ruhe zu versetzen. Doch die Wirkung dieser Praxis geht weit über das einfache »Abschalten« hinaus. Sie kann zu einem wertvollen Werkzeug im Alltag werden, das uns hilft, mit den Herausforderungen des modernen Lebens besser umzugehen. Mit nur wenigen Minuten am Tag kann Yoga Nidra zu einem festen

Bestandteil der Selbstfürsorge werden und einen positiven Einfluss auf unser körperliches und emotionales Wohlbefinden haben.

Zuallererst sind allgemeine Stressreduktion und mentale und körperliche Entspannung zu nennen. Wir alle kennen das Gefühl von Stress. Ob durch den Job, familiäre Verpflichtungen oder einfach den Druck, der in unserer Gesellschaft allgegenwärtig ist – Stress scheint unvermeidlich. Dazu ist auch wichtig zu wissen: Nicht jeder Stress ist problematisch – aber vor allem chronischer Stress kann uns langfristig schaden. Wenn wir – selbst in Ruhephasen – gar nicht mehr richtig entspannen können, ist die Ursache meist unterschwelliger, chronischer Stress. Stresshormone wie Cortisol können, wenn sie dauerhaft erhöht sind, erheblichen Schaden anrichten – sowohl körperlich als auch emotional. Yoga Nidra fördert eine tiefe Entspannung, indem es den Parasympathikus aktiviert, den Teil unseres Nervensystems, der für Ruhe und Regeneration zuständig ist. Wenn dieser Modus aktiviert wird, können Körper und Geist zur Ruhe kommen. Wir fühlen uns weniger gereizt, ausgeglichener und emotional stabiler.

Nach einem langen Tag voller Meetings, Deadlines und endloser To-do-Listen kann es schwer sein, abends abzuschalten. Ein 20-minütiges Yoga Nidra am Abend kann hier Wunder wirken. Durch die gezielte Entspannung aller Körperteile und das bewusste Loslassen der Anspannung sinkt der Stresspegel spürbar. Die tiefe Entspannung, die während der Praxis erreicht wird, fördert nicht nur das allgemeine Wohlbefinden, sondern trägt auch dazu bei, dass wir uns wieder geerdet und ruhig fühlen. Auch und ganz besonders für längere Stressphasen, gerade wenn du das Gefühl hast, eigentlich keine Zeit für dich zu haben, ist eine Yoga-Nidra-Routine deine beste Begleiterin.

Für jeden geeignet

Das Beste an dieser Yogapraxis ist: Jeder Mensch kann Yoga Nidra üben. Es sind keine speziellen Vorkenntnisse dafür nötig. Die Praxis ist unabhängig von Religionszugehörigkeit, Glaube, Alter und Fitnessniveau. Du kannst die Praxis an deine individuellen Bedürfnisse und Lebensumstände anpassen – ganz wie du magst.

Du benötigst nur einen ruhigen Platz, an dem du bequem liegen kannst. Außerdem Offenheit und die Neugier, etwas Neues zu lernen und zu erfahren. Und: Den Willen, dir dafür Zeit freizuschaufeln in deinem womöglich viel beschäftigten Alltag. Das ist für viele sogar die größte Herausforderung, mit ein paar Tricks lässt sich diese jedoch gut überwinden. Darauf werde ich später noch einmal genauer eingehen »Gewohnheiten schaffen« auf Seite 67).

Also: Jeder kann Yoga Nidra üben. Und was noch wichtiger ist: Jeder Mensch kann von Yoga Nidra auch profitieren! Egal, ob dein Fokus Angstreduktion oder Stressbewältigung ist oder dir die Verbesserung deines Schlafes oder deiner Konzentration besonders wichtig ist: Yoga Nidra kann sich auf so viele Bereiche positiv auswirken und damit die allgemeine Gesundheit– und damit deine Lebensqualität – maßgeblich verbessern.

Natürlich ist Yoga Nidra kein Allheilmittel – denn dieses gibt es tatsächlich nicht –, aber es ist universell und schafft die Basis für die Transformation hin zu einem ganzheitlich gesunden Leben. Diese Transformation beginnt meist mit der Erkenntnis, dass sich etwas ändern darf. Dann folgt die Suche nach dem, was sich ändern soll, und die Auswahl der geeigneten ersten Schritte. Und dann kommt die Umsetzung, Schritt für Schritt. Ein Tag nach dem anderen. Und irgendwann sind gesunde Routinen, die Beachtung der eigenen Bedürfnisse und Grenzen und die Selbstfürsorge ein ganz selbstverständlicher Teil deines Lebens geworden. Yoga Nidra bereitet die Bühne dafür und hat gleichzeitig direkte gesundheitsfördernde Wirkung.

Yoga Nidra bei Angst, Unruhe und Spannungszuständen

Yoga Nidra hat sich als wertvolle Methode zur Linderung von Angst, Unruhe und Spannungszuständen bewährt. Die Praxis ermöglicht es, tiefliegende Stressmuster aufzulösen und eine innere Ruhe zu fördern, die gerade in Zeiten von Unsicherheit und Überforderung so dringend benötigt wird. Indem man sich in einen Zustand tiefer Entspannung und Achtsamkeit begibt, schafft Yoga Nidra Raum für körperliche und geistige Erholung.

Forscher vermuten, dass Yoga Nidra die Aktivität der Amygdala, einem Bereich des Gehirns, der für die Verarbeitung von Angst und Stress verantwortlich ist, reduziert. Durch das bewusste Lenken der Aufmerksamkeit auf die Atmung und die gezielte Entspannung des Körpers wird das Nervensystem beruhigt und ein Gefühl der Sicherheit gefördert. Menschen, die an Angstzuständen oder innerer Unruhe leiden, können durch Yoga Nidra lernen, ihre körperlichen und emotionalen Reaktionen besser zu regulieren. Der Geist wird sanft zur Ruhe gebracht, und die Anspannung im Körper kann sich allmählich lösen.

Ein bemerkenswertes Beispiel für die Anwendung von Yoga Nidra in extrem stressigen Situationen stammt aus einer Studie, die mit Gesundheitspersonal während der Covid-19-Pandemie durchgeführt wurde.[13] Das medizinische Personal, das in der Akutversorgung arbeitete, war einem enormen physischen und psychischen Druck ausgesetzt. Die Studie untersuchte die Wirkung von Yoga Nidra im Vergleich zu einer 30-minütigen Entspannung mit Musik. Beide Gruppen führten die Übungen täglich durch und dokumentierten ihre Erfahrungen in Fragebögen. Die Ergebnisse zeigten, dass Yoga Nidra nicht nur Stressabbau, sondern auch ein tieferes Gefühl von Gelassenheit und innerer Ausgeglichenheit bewirken kann – stärker als die rein musikalische Entspannung.

Yoga Nidra scheint zudem eine beruhigende Wirkung auf das Nervensystem zu haben. Durch die regelmäßige Praxis wird der Körper in die Lage versetzt, schneller aus einem angespannten Zustand herauszukommen und zu einem Zustand innerer Ruhe zurückzufinden.

Für den Umgang mit Angst, Unruhe und Spannung sind also diese drei Wirkungen von Yoga Nidra besonders entscheidend:

- **Beruhigung des Geistes und Auflösung innerer Spannungen:** Yoga Nidra hilft dabei, den Geist von belastenden Gedanken und Sorgen zu befreien, was besonders bei Panikattacken und Unruhe hilfreich sein kann.
- **Regulation des Nervensystems:** Durch das gezielte Eintauchen in einen entspannten Zustand wird das Nervensystem beruhigt, was sich positiv auf den Umgang mit Stress auswirkt.

- **Förderung eines Gefühls von Sicherheit:** Yoga Nidra schafft einen inneren Raum, in dem der Körper sich sicher und geborgen fühlt – ein wichtiger Schritt, um Angstzustände zu mildern.

Schlafprobleme und Yoga Nidra

Viele Menschen leiden unter Schlafproblemen. Sei es, dass das Einschlafen schwerfällt oder man mitten in der Nacht aufwacht und nicht wieder einschlafen kann. Dafür gibt es die unterschiedlichsten Ursachen. Das Schöne ist: Yoga Nidra kann auch hier sehr hilfreich sein – sowohl bei Einschlafproblemen als auch dann, wenn das Durchschlafen schwerfällt. Die tiefe Entspannung, die während der Praxis erreicht wird, fördert das Einschlafen und insgesamt einen erholsameren Schlaf. Die Schlafzyklen werden harmonisiert und die Erholungsphasen im Schlaf verlängert, um morgens wieder erfrischt und voller Energie aufzuwachen.

Ein Beispiel aus dem Alltag: Nach einem besonders stressigen Tag, an dem die Gedanken einfach nicht zur Ruhe kommen wollen, kann eine kurze Yoga-Nidra-Session vor dem Schlafengehen helfen, den Geist zu beruhigen, das Gedankenkarussell abzuschalten und somit das Einschlafen zu erleichtern. Yoga Nidra ist damit ideal als Teil einer entspannten Abendroutine. Oder auch wenn du nachts plötzlich wach bist und nicht mehr einschlafen kannst: Gib dir die Erlaubnis, loslassen zu dürfen von den Gedanken, die dich beschäftigen, und lass dich von einer Yoga-Nidra-Übung zurück in den Schlaf begleiten.

Mehr Fokus durch Yoga Nidra

In einer Welt voller Ablenkungen fällt es immer schwerer, fokussiert zu bleiben. Yoga Nidra kann dabei helfen, die geistige Klarheit und Konzentration zu steigern. Während der Praxis wird der Geist in einen Zustand zwischen Wachsein und Schlaf versetzt, der als »hypnagogisch« bezeichnet wird. In diesem Zustand kann der Geist tief entspannen und gleichzeitig neue Energie schöpfen. Dies führt zu einer Erhöhung der geistigen Fokussierung und einer klareren Wahrnehmung im Alltag.

Wenn man beispielsweise intensiv an einem Projekt arbeitet und merkt, dass die Konzentration nachlässt, kann eine kurze Yoga-Nidra-Pause helfen, den Geist zu erfrischen und die Produktivität wieder zu steigern. Eine kurze Übung von 10 bis 15 Minuten kann dabei wahre Wunder wirken.

Außerdem fördert Yoga Nidra die Achtsamkeit – die Fähigkeit, im Hier und Jetzt präsent zu sein, ohne sich in Gedanken oder Sorgen zu verlieren. Diese Praxis hilft dabei, geistige Ermüdung zu reduzieren, indem sie den Geist auf das Wesentliche fokussiert und dabei unterstützt, unnötige Gedankenmuster loszulassen. Auch die Achtsamkeit sich selbst gegenüber wird durch Yoga Nidra verstärkt, da du dich mit deinem Körper verbindest, ohne etwas zu verändern oder zu bewerten.

In einer Welt, die uns ständig fordert, ist es oft schwer, einfach nur »zu sein«. Yoga Nidra bietet die Möglichkeit, sich bewusst eine Auszeit zu nehmen, um Gedanken und Emotionen Raum zu geben und die innere Balance wiederherzustellen. Das Ergebnis ist eine gesteigerte Achtsamkeit im Alltag, die zu einem tieferen Verständnis für sich selbst und die eigenen Bedürfnisse führt.

Hormonelle Balance bei Frauen

Stress und Hormone sind eng miteinander verbunden. Wenn der Körper unter Stress steht, produziert er vermehrt Stresshormone wie Cortisol, was die empfindliche Balance der weiblichen Sexualhormone wie Östrogen und Progesteron stören kann. Dies kann sich auf den Zyklus auswirken und zu Beschwerden wie unregelmäßigen Monatsblutungen, PMS (prämenstruelles Syndrom) oder verstärkten Menstruationsschmerzen führen. Auch bei Beschwerden im Zusammenhang mit Erkrankungen wie Endometriose oder PCOS (polyzystisches Ovarialsyndrom) kann Yoga Nidra symptomlindernd wirken. Durch seine tief entspannende Wirkung hilft es, den Stresspegel zu senken und das Nervensystem zu beruhigen, was die Ausschüttung von Stresshormonen reduziert und somit die hormonelle Balance unterstützt.

In einer Studie wurde der Einfluss von Yoga Nidra auf hormonelle Ungleichgewichte bei Frauen, die mit Menstruationsstörungen zu kämpfen haben, untersucht.[14]

Die 126 Teilnehmerinnen wurden in zwei Gruppen aufgeteilt: eine Interventionsgruppe, die sechs Monate lang regelmäßig Yoga Nidra praktizierte, und eine Kontrollgruppe. Nach sechs Monaten zeigte die Yoga-Nidra-Gruppe bedeutsame Senkungen bestimmter Hormone, darunter TSH (thyreoideastimulierendes Hormon), FSH (follikelstimulierendes Hormon), LH (luteinisierendes Hormon) und Prolaktin. Diese Hormonveränderungen waren mit Verbesserungen der Menstruationsbeschwerden wie schmerzhaften oder unregelmäßigen Zyklen verbunden. Die Studie bestätigt, dass Yoga Nidra eine wirksame Methode zur Unterstützung des hormonellen Gleichgewichts sein kann.

Es wird außerdem vermutet, dass Yoga Nidra durch die Stimulierung der Hypophyse – einer wichtigen Drüse im Gehirn, die viele hormonelle Prozesse im Körper steuert – die Produktion von schmerzlindernden Stoffen wie Endorphinen fördert. Studien haben gezeigt, dass dies zur Linderung von Menstruationsbeschwerden beitragen kann. Frauen, die regelmäßig Yoga Nidra praktizieren, berichten oft von geringeren Menstruationsschmerzen und einem allgemein stabileren Zyklus.[15]

Innere Blockaden lösen mit Yoga Nidra

Oft sind wir in unserem Alltag so beschäftigt, dass wir kaum Zeit haben, innezuhalten und uns zu fragen: Was brauche ich wirklich? Wo liegen meine Stärken und was hält mich davon ab, mein volles Potenzial zu leben?

In der Stille von Yoga Nidra werden diese Fragen viel klarer, da der Geist sich in einem Zustand zwischen Wachsein und Schlafen befindet – einem Zustand, der es uns erlaubt, tiefer zu reflektieren und verborgene Gedanken oder Gefühle ans Licht zu bringen. Wir können beginnen, uns mit unseren tieferliegenden Bedürfnissen zu verbinden und alte, limitierende Überzeugungen, die uns möglicherweise schon lange im Weg stehen, zu erkennen und loszulassen.

Einengende Glaubenssätze sind oft tief in unserem Unterbewusstsein verankert – Gedanken wie »Ich bin nicht gut genug« oder »Ich kann das nicht schaffen« können uns unbewusst im Weg stehen und verhindern, dass wir unser volles

Potenzial entfalten. Yoga Nidra hilft uns, diese inneren Blockaden zu erkennen, da es einen Raum schafft, in dem wir uns sicher und entspannt fühlen. In diesem Zustand können wir uns diesen Glaubenssätzen ohne Widerstand oder Selbstkritik nähern und beginnen, sie Stück für Stück zu lösen.

Indem wir uns regelmäßig Zeit für Yoga Nidra nehmen, öffnen wir uns für neue Möglichkeiten der Entwicklung. Wir lernen nicht nur, achtsamer mit uns selbst umzugehen, sondern auch bewusster Entscheidungen zu treffen, die wirklich im Einklang mit unseren tiefsten Wünschen und Zielen stehen. Das ermöglicht es uns, unser Potenzial voll auszuleben und den Weg zu persönlichem Wachstum zu gehen.

Diese Praxis kann also ein wertvolles Werkzeug sein, um nicht nur mehr innere Ruhe zu finden, sondern auch unsere Stärken zu erkennen und die beste Version von uns selbst zu werden. Mit jedem Mal, bei dem wir in die Stille von Yoga Nidra eintauchen, schaffen wir mehr Raum für persönliches Wachstum und die Entfaltung unseres vollen Potenzials.

Mehr als »nur« entspannen

Nun, da du bereits die zahlreichen Vorteile von Yoga Nidra kennengelernt hast, kannst du sicher spüren, dass diese Praxis weit mehr ist als nur ein Mittel zur Entspannung. Sie hat das Potenzial, dein Leben auf verschiedenen Ebenen zu verändern – körperlich, geistig und emotional. Yoga Nidra kann dir helfen, Stress abzubauen, tiefen Schlaf zu fördern, deine Konzentration zu verbessern und eine innere Ruhe zu finden, die oft im hektischen Alltag verloren geht. Aber das ist nur die Oberfläche. Was genau passiert eigentlich, wenn du dich in diesen Zustand des »yogischen Schlafs« begibst?

Es wird Zeit, tiefer in die faszinierenden Ebenen des Bewusstseins einzutauchen und zu verstehen, was auf einer tieferen Ebene geschieht. Vielleicht hast du schon die beruhigende Wirkung von Yoga Nidra gespürt oder bemerkt, wie sich dein mentaler Zustand nach der Praxis verändert hat. Aber warum ist das so? Wie kann eine so einfache Praxis wie das Liegen in *Shavasana* so tiefgreifende Wirkungen haben?

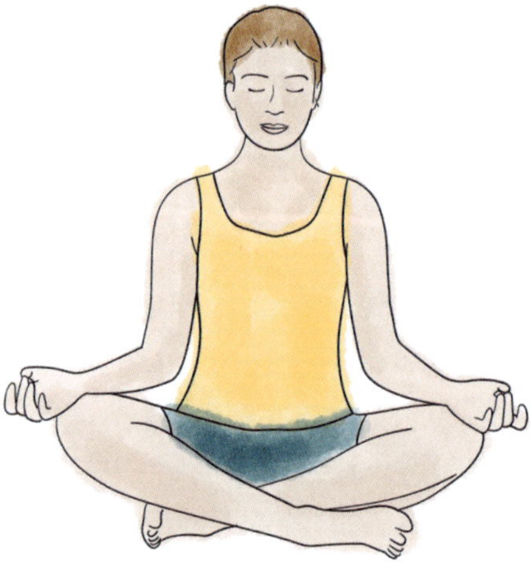

Wo Stille und Bewusstsein sich begegnen:
Yoga Nidra als Weg zu deinem inneren Frieden

Im nächsten Kapitel werden wir genauer erkunden, wie Yoga Nidra deine Gehirnaktivität beeinflusst und welche besonderen Zustände des Bewusstseins dadurch aktiviert werden. Du wirst erfahren, warum diese Praxis viel mehr ist als bloße Entspannung – sie bietet eine Reise in die Tiefe deines Bewusstseins, die dich mit deinen inneren Ressourcen verbindet und dir Zugang zu einer tieferen Form von Heilung und Selbstwahrnehmung verschafft.

Die nächsten Seiten werden dir zeigen, wie Yoga Nidra nicht nur auf den Körper, sondern auch auf das Gehirn und den Geist wirkt. Du wirst verstehen, warum diese jahrtausendealte Praxis heute noch genauso kraftvoll ist wie damals und wie sie dir dabei helfen kann, deine innere Balance zu finden. Lass uns die Magie und Wissenschaft von Yoga Nidra erkunden und entdecken, warum diese Praxis so viel mehr ist als bloßes »Nichtstun«.

Die Ebenen des Bewusstseins

Unser Gehirn arbeitet in verschiedenen Frequenzen, die als Gehirnwellen bekannt sind und unterschiedliche Bewusstseinszustände widerspiegeln. Von aktiven, wachen Momenten bis hin zu tiefster Entspannung – die Bandbreite der Gehirnwellen zeigt, wie vielseitig unser Geist sein kann.

Yoga Nidra hilft uns, einen Zustand zu erreichen, in dem Körper und Geist zur Ruhe kommen, ohne die Wachheit vollständig zu verlieren. In diesem Zustand kann sich das Nervensystem beruhigen und Stress und Angst werden reduziert. Zugleich kann unser Körper in einen Modus schalten, in dem Reparaturprozesse wie Zellregeneration und Entgiftungsmechanismen laufen und unser Immunsystem regeneriert.

Durch das Verständnis der verschiedenen Bewusstseinszustände und ihrer zugehörigen Gehirnwellen wird klar, warum Yoga Nidra so wirksam ist: Es ermöglicht uns, auf eine natürliche und zugängliche Weise tiefere Ebenen des Bewusstseins zu erkunden und zu erfahren.

Unsere Gehirnwellen

Das menschliche Gehirn arbeitet ständig und erzeugt dabei elektrische Signale, die als Gehirnwellen bezeichnet werden. Diese Gehirnwellen können gemessen werden und geben uns Hinweise darauf, in welchem Zustand sich das Gehirn gerade befindet. Je nachdem, wie aktiv oder entspannt wir sind, verändern sich diese Wellen. Sie lassen sich in fünf Haupttypen einteilen: Beta, Alpha, Theta, Delta und Gamma. Jeder dieser Wellentypen kann einem bestimmten Zustand des Bewusstseins oder der Gedankenverarbeitung zugeordnet werden.

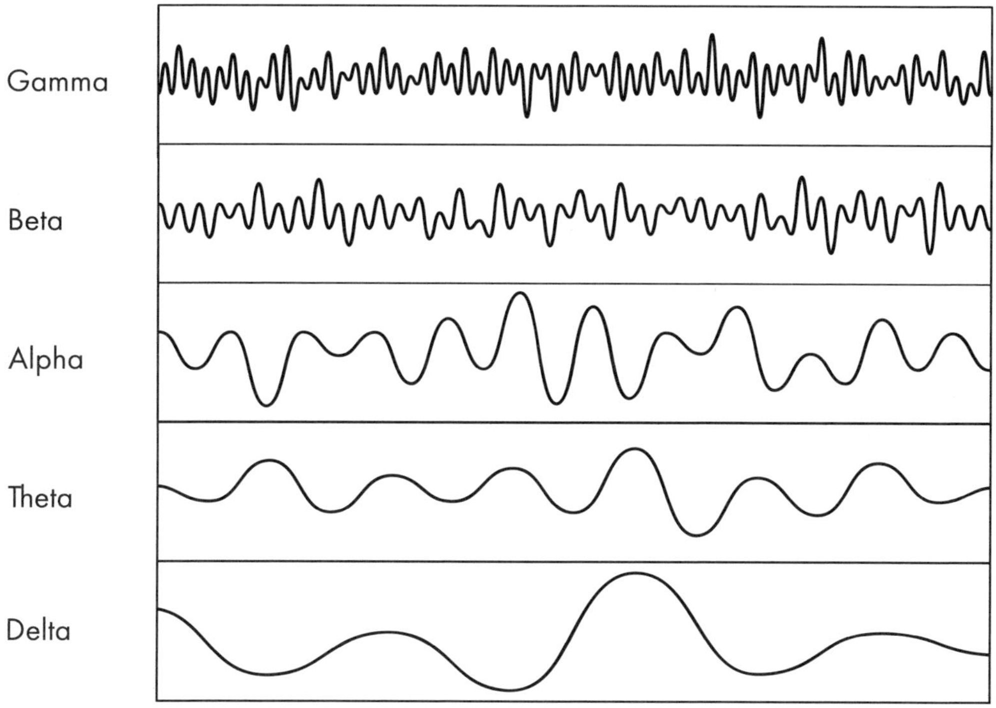

Jede Gehirnwelle repräsentiert eine unterschiedliche Frequenz, die mit verschiedenen Zuständen verbunden ist.

Der Wachzustand

Beta-Wellen werden mit wacher Aufmerksamkeit, analytischem Denken und Problemlösen in Verbindung gebracht. Sie dominieren, wenn das Gehirn aktiv arbeitet, zum Beispiel beim Lernen, Denken oder Arbeiten unter Stress. Beta-Wellen sind ein Zeichen dafür, dass das Gehirn in einem aktiven, logischen Zustand ist und Informationen verarbeitet. Während Beta-Wellen wichtig für das Bewusstsein und die Alltagsbewältigung sind, können zu viele Beta-Wellen zu Angst und Stress führen.

Gamma-Wellen sind die schnellsten Gehirnwellen und stehen im Zusammenhang mit höheren kognitiven Funktionen wie Bewusstsein, Wahrnehmung und komplexem Denken. Sie treten auf, wenn verschiedene Teile des Gehirns synchron arbeiten, um Informationen zu verarbeiten. Gamma-Wellen sind auch mit Spitzenleistungen bei Aufgaben wie kreativen Leistungen oder Geistesblitzen, erhöhter geistiger Aktivität und dem Erreichen von sogenannten »Flow«-Zuständen verbunden, bei denen man vollständig in eine Tätigkeit vertieft ist.

Alpha-Wellen sind mit einem Zustand entspannter Wachsamkeit verbunden. Sie treten häufig auf, wenn man die Augen schließt und sich entspannt, ohne zu schlafen. Typischerweise findet man Alpha-Wellen bei Aktivitäten wie Lesen, Tagträumen oder einfach nur in ruhiger Wachsamkeit. Alpha-Wellen sind mit einem Gefühl des Wohlbefindens und der Ruhe verbunden.

Entspannung und leichter Schlaf

Theta-Wellen treten häufig während leichter Schlafphasen, tiefer Entspannung, Meditation oder auch in kreativen Zuständen auf. Sie sind mit der Fähigkeit zur Imagination, zur Erinnerung an Träume und zur Verarbeitung von Emotionen verbunden. Theta-Wellen können auch auftreten, wenn man eine tiefe geistige Entspannung erreicht, wie zum Beispiel bei Meditationstechniken, die darauf abzielen, das Bewusstsein zu erweitern. Sie sind typisch für den Übergang zwischen Wachsein und Schlafen.

Schlaf und Tiefschlaf

Delta-Wellen sind die langsamsten Gehirnwellen und treten hauptsächlich während des Tiefschlafs auf. Diese Wellen sind für die regenerative Funktion des Körpers unerlässlich und spielen eine wichtige Rolle bei der Heilung und Erholung. Sie sind auch mit der Freisetzung von Wachstumshormonen verbunden, die zur Regeneration des Körpers beitragen.

Der hypnagogische Zustand

Und jetzt kommt das Magische: Im Yoga Nidra wandern wir durch die verschiedenen Phasen. Dieser Zustand wird als »hypnagogisch« bezeichnet. Ein Zwischenzustand zwischen Wachsein und Schlaf, der normalerweise auftritt, wenn man gerade dabei ist, einzuschlafen. Dieser Zustand ist gekennzeichnet durch eine Mischung aus wachbewussten Gedanken und beginnenden Traumerlebnissen. Man könnte sagen, es ist der Moment, in dem das Bewusstsein allmählich loslässt und in den Schlaf übergeht. In diesem Stadium können visuelle, auditive und andere sensorische Wahrnehmungen auftreten, die lebendig und manchmal surreal sind.

Der hypnagogische Zustand kommt zustande, weil das Gehirn langsam die bewusste Kontrolle abgibt und die Gehirnwellen sich von den schnelleren Beta-Wellen des wachen Zustands zu den langsameren entspannten Alpha-Wellen und den Theta-Wellen des Schlafs verändern. Es ist ein Moment, in dem das rationale Denken abnimmt und das kreative und intuitive Denken verstärkt wird. Wenn wir dann tiefer in die Yoga-Nidra-Praxis fließen, kann nicht nur der Theta-Zustand, sondern auch der Delta-Zustand erreicht werden. Das heißt, dass wir in die regenerative Qualität des Tiefschlafs eintauchen können, ohne wirklich zu schlafen.

Eine Studie von 2022 zeigte, dass bestimmte Teile des Gehirns während Yoga Nidra in einen tiefschlafähnlichen Zustand verfallen, während man wach bleibt.[16] Während der Praxis stiegen in einigen Bereichen des Gehirns die Delta-Gehirnwellen an, die normalerweise mit tiefem Schlaf verbunden sind. Hier zeigte sich ein deutlicher Unterschied zu Meditationstechniken, *Pranayama*-Atemübungen und Asanas, bei welchen Alpha- oder auch Theta-Wellen nachweisbar sind.

Bewusstseinszustände im Yoga

In der Yogaphilosophie spielen Bewusstseinszustände eine zentrale Rolle, die durch das uralte Mantra *AUM* symbolisiert werden. Du kennst es vielleicht auch als OM. Dieses Mantra steht nicht nur für den Klang des Universums, sondern auch für die verschiedenen Ebenen des Bewusstseins, die jeder Mensch erfahren kann: den Wachzustand, den Traumzustand, den Tiefschlaf und einen vierten, transzendentalen Zustand.

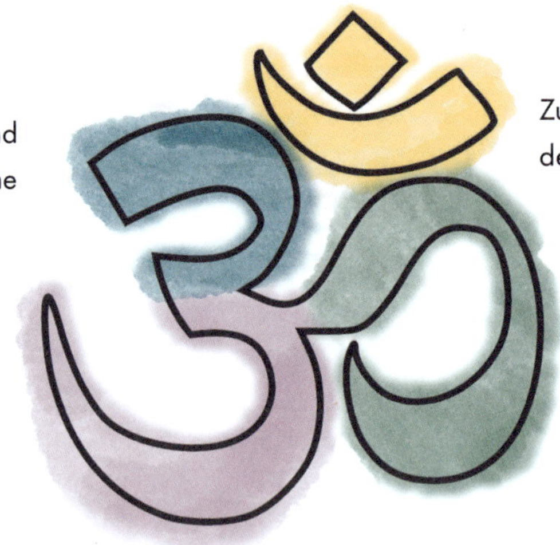
Turiya, das reine Bewusstsein oder absolute Einheit
Tiefschlaf, der Zustand der unbewussten Ruhe
Zustand von Maya, der Illusion
Traumzustand, das Erleben der inneren Welt
Wachzustand, das bewusste Erleben der äußeren Welt

Das Symbol *AUM* repräsentiert fünf Elemente.

Vaishvanara – Wachzustand

Der Wachzustand, symbolisiert durch den Klang *A* in *AUM*, ist der Zustand, den wir alle am besten kennen. In diesem Zustand sind unsere Sinne und unser Bewusstsein nach außen gerichtet. Wir nehmen die Welt wahr, interagieren mit ihr und handeln aktiv. Dieser Zustand wird oft als *Vaishvanara* bezeichnet, was »universeller Mensch« bedeutet, da er das alltägliche, bewusste Leben darstellt.

Taijasa – Traumzustand

Der Traumzustand, repräsentiert durch *U* in *AUM*, ist ein innerer Zustand, in dem das Bewusstsein immer noch aktiv ist, aber auf eine andere Art und Weise. Im Traumzustand, bekannt als *Taijasa*, sind wir von Bildern und Erlebnissen umgeben, die das Unterbewusstsein produziert. Hier sind die Sinne nach innen gerichtet und die Wahrnehmung ist nicht durch die physische Welt eingeschränkt. Dieser Zustand kann intensiv, emotional und manchmal verwirrend sein, da die Grenzen der Realität verschwimmen. Im Symbol verbindet dieser Zustand das Bewusste mit dem Unbewussten.

Prajna – tiefer Schlaf

Der tiefe Schlafzustand wird durch den Klang *M* in *AUM* verkörpert. Dieser Zustand, auch *Prajna* genannt, ist gekennzeichnet durch ein vollständiges Zurückziehen des Bewusstseins. Im tiefen Schlaf sind die Sinne völlig inaktiv, und es gibt keine Träume oder bewusste Gedanken. Es ist ein Zustand der tiefen Ruhe und Regeneration, in dem der Geist frei von jeglicher Aktivität ist. In diesem Zustand sind wir uns selbst und der Welt nicht bewusst, was eine völlige Erholung ermöglicht. Dieser Zustand steht auch für das Unbewusste.

Turiya – der vierte Zustand

Jenseits dieser drei Zustände liegt *Turiya*, der vierte Zustand, der in *AUM* durch die Stille symbolisiert wird, die dem Klang folgt. *Turiya* ist ein Zustand des reinen Bewusstseins, eine transzendentale Ebene jenseits des Wachens, Träumens und Schlafens. Es ist ein Zustand reinen Seins, in dem die Grenzen des Egos und der Identität aufgelöst werden. *Turiya* ist schwer zu beschreiben, da es jenseits der normalen Erfahrung liegt, aber es wird als Zustand höchster Freiheit und tiefster innerer Ruhe angesehen. Im Hinduismus und Buddhismus wird dies auch als göttlich angesehen. In der Darstellung des *AUM* ist es mit dem Punkt ganz oben symbolisiert. Darunter verläuft der »Schleier der Illusion *(Maya)*«, der damit *Turiya* unserer Wahrnehmung nicht direkt zugänglich macht.

Maya – Illusion

Maya wird oft als »Illusion« oder »Schleier« bezeichnet, der unsere Wahrnehmung verzerrt und uns daran hindert, die wahre Realität zu erkennen. Im Yoga Nidra geht es darum, Schichten dieser Illusion abzulegen, um einen tieferen Zugang zum eigenen Selbst zu finden. *Maya* wird im Zusammenhang mit den fünf *Koshas* verstanden, den verschiedenen Hüllen oder Schichten des menschlichen Bewusstseins.

Die Koshas

Die fünf *Koshas* in der Yoga-Philosophie (*Annamaya, Pranamaya, Manomaya, Vijnanamaya,* und *Anandamaya*) symbolisieren die Schichten des Seins, die sich von der physischen zur subtileren spirituellen Ebene erstrecken. Sie können als Hüllen, Körper oder Schichten verstanden werden. Stelle dir dazu gern eine Matrjoschka-Puppe vor, bei der eine Schicht die nächste verhüllt. Jedes *Kosha* repräsentiert eine Ebene unseres Wesens, von der physischen bis zur spirituellen Dimension.

Annamaya Kosha (die physische Schicht) ist die äußerste Schicht und besteht aus dem physischen Körper. *Anna* bedeutet »Nahrung«, und dieses *Kosha* bezieht sich auf den Körper, der aus der physischen Welt genährt wird. Es ist die greifbare Hülle, die wir anfassen und sehen können.

Pranamaya Kosha (die energetische Schicht) besteht aus *Prana*, der Lebensenergie. Sie ist die Verbindung zwischen Körper und Geist und gibt dem physischen Körper Lebenskraft. Ohne diese energetische Hülle könnte der Körper nicht funktionieren.

Manomaya Kosha (die mentale Schicht) umfasst den Geist und die Gedankenwelt. Sie verarbeitet Eindrücke, Emotionen und Sinneswahrnehmungen und bestimmt, wie wir unsere Außenwelt im Alltag wahrnehmen und damit interagieren.

Vijnanamaya Kosha (die Weisheitsschicht) repräsentiert das tiefere Wissen, die Intuition und die Fähigkeit zur Unterscheidung. Sofern wir dazu Zugang haben und diesem tiefen Wissen Gehör schenken können, hilft es uns, jenseits der alltäglichen Gedanken Klarheit zu finden und Entscheidungen zu treffen, die mit unserem höheren Selbst im Einklang stehen.

Anandamaya Kosha (die Glückseligkeitsschicht) ist die innerste Schicht und repräsentiert unsere wahre Essenz – einen Zustand tiefer Freude, Weisheit und innerer Wahrheit, der unabhängig von äußeren Umständen existiert.

Die *Koshas* sind eng miteinander verbunden. Jede Schicht beeinflusst die nächste, und durch Praktiken wie Yoga Nidra können wir tiefer in diese Schichten eintauchen, bis wir den Kern – unser wahres Selbst – erreichen.

Die Illusion *(Maya)* unserer Alltagserfahrung wirkt als Schleier, der verhindert, dass wir diese Schichten klar erkennen und unser wahres Selbst erfahren. Unser wahres Selbst umfasst die Erfahrung aller unserer Schichten als Einheit – von grob bis feinstofflich.

Das Ziel von Yoga Nidra ist es, durch die Wahrnehmung und das Loslassen dieser Schichten tiefer in die Essenz vorzudringen, bis der Schleier von *Maya* gelüftet wird und eine Einheit von Körper, Geist und Seele entstehen kann.

Wenn wir Yoga Nidra üben, befinden wir uns in einem Zustand zwischen Wachheit und Schlaf, der Elemente des Traumes und des tiefen Schlafes umfasst. Dies ermöglicht eine Art von bewusster Entspannung, die tiefer als der normale Schlaf ist. Damit erreichst du einen Zustand, der aus Sicht der Yogaphilosophie dem *Turiya* (dem Zustand des reinen Bewusstseins) ähnelt, da du dir dabei deines ruhenden Körpers und deines Geistes bewusst bleibst und gleichzeitig eine tiefe innere Ruhe erfährst. Yoga Nidra ist somit wie eine Brücke, die die verschiedenen Bewusstseinszustände verbindet und uns Zugang zu einem – wenn man so will – erweiterten Bewusstsein ermöglicht.

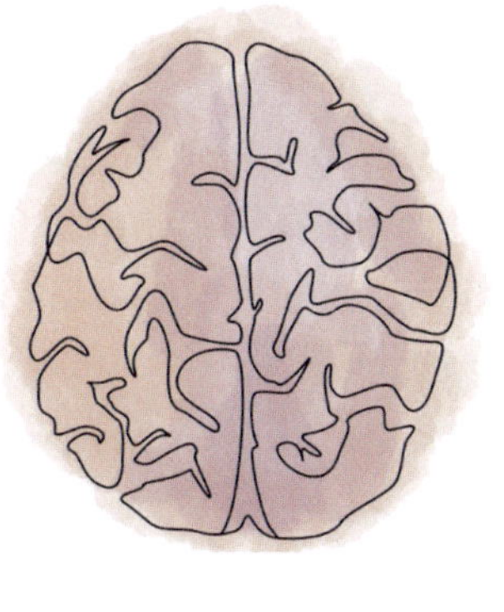

Ein Geist in Balance bildet einen harmonischen Übergang zwischen dem Innen und Außen.

Wenn wir diese beiden Konzepte – altes Wissen und moderne Wissenschaft – betrachten, dann findest du sicher einige Parallelen und verstehst womöglich schon, warum Yoga Nidra eine so wundervolle Methode ist. Das ist jedoch erst ein Puzzleteil zum tieferen Verständnis für Yoga Nidra. Im Kapitel »Wozu Yoga Nidra?« (ab Seite 24) habe ich das Nervensystem schon erwähnt. Lass uns mal genauer schauen, wie du mit Yoga Nidra direkt Einfluss auf dein Nervensystem nehmen kannst, um tiefe Entspannung und Ruhe zu erfahren.

Das Nervensystem – Schlüssel zur Stressbewältigung

Was ist eigentlich unser Nervensystem? Die Natur und unser Körper sind ein wahres Wunderwerk aus Prozessen und Funktionen, die ermöglichen, dass wir am Leben sind. Angefangen beim Herz, das unser Blut durch den Körper pumpt und dafür sorgt, dass alle Gewebe mit Sauerstoff und Nährstoffen versorgt werden. Dann unsere Lungen, die das Blut mit Sauerstoff anreichern und Kohlenstoffdioxid wieder nach außen abgeben. Unser Gehirn, das von basalen unwillkürlichen Funktionen bis hin zu komplexen Denkvorgängen als unsere Schaltzentrale dient und mit allen unseren Funktionssystemen in Verbindung steht. Unser Verdauungssystem, das die Nährstoffe aufnimmt, die für unsere Zellen, für unsere Energie und für unsere Organfunktionen wichtig sind, und die Dinge, die wir nicht brauchen oder die für uns schädlich sind, ausscheidet. Wir haben ein Filtersystem (Nieren und Harnwege), ein Immunsystem, ein Hormonsystem, ein Lymphsystem – und eben ein Nervensystem. Das sind alles Abteilungen eines großen Konzerns, die idealerweise wie Zahnräder ineinandergreifen und sich gegenseitig zuarbeiten.

All das existiert also offensichtlich nicht nebeneinander, sondern miteinander. Deshalb bezieht sich Gesundheit, gesundes Leben, gesunde Ernährung etc. eigentlich nie auf ein einziges Organ oder System, sondern letztendlich auf alles. So ist zum Beispiel eine gesunde Ernährung nicht nur wichtig für dein Herz oder dein Verdauungssystem, sondern auch für dein Nervensystem. Und welche Rolle spielt hier das Nervensystem?

Anatomische Einteilung des Nervensystems

Das **zentrale Nervensystem** (ZNS) besteht aus Gehirn und Rückenmark. Das **periphere Nervensystem** (PNS) besteht aus all den Nerven, die aus Gehirn und Rückenmark entspringen und sich im gesamten Körper bis in die Organe, Muskeln und Haut verzweigen. Es verbindet also das ZNS mit den Organen und Muskeln. Diese Einteilung ist stark vereinfacht. Die Anatomie und Funktionen des Nervensystems sind eng miteinander verknüpft und nicht isoliert, wie diese Einteilung den Anschein erwecken könnte

Funktionelle Einteilung des Nervensystems

Das **somatische Nervensystem** kontrolliert bewusstes und willkürliches Verhalten. Es ist für die bewusste Wahrnehmung von Sinnesreizen und die willentliche Steuerung der Skelettmuskulatur zuständig: zum Beispiel Laufen, Sprechen und die bewusste Reaktion auf Berührungen.

Das **autonome (vegetative) Nervensystem** (ANS) steuert unbewusste und automatische Körperfunktionen. Es regelt lebenswichtige Prozesse wie Herzschlag, Verdauung und Atmung, ohne dass wir dafür bewusst etwas tun müssen.

Das autonome Nervensystem hat noch einmal drei verschiedene Anteile:

1. **Sympathisches Nervensystem:** Es wird oft als »Kampf-oder-Flucht-System« bezeichnet, da es den Körper in stressigen oder gefährlichen Situationen aktiviert. Es erhöht die Herzfrequenz, erweitert die Bronchien und stellt Energie bereit.
2. **Parasympathisches Nervensystem:** Dies ist das »Ruhe-und-Verdauungs-System«. Es fördert Erholung und Regeneration, verlangsamt den Herzschlag und unterstützt die Verdauung und Reproduktion.
3. **Enterisches Nervensystem:** Es ist im Magen-Darm-Trakt zu finden und steuert die Verdauung, es arbeitet weitgehend unabhängig, kann jedoch durch Sympathikus und Parasympathikus beeinflusst werden. Es pflegt zudem eine enge Beziehung zum ZNS, oft als »Darm-Hirn-Achse« bezeichnet.

Vagusnerv

Der Vagusnerv ist Teil des peripheren Nervensystems und innerhalb davon ein wirklicher »Big Player« im autonomen Nervensystem. Er spielt eine Schlüsselrolle für unsere Gesundheit und unser Wohlbefinden und deshalb erwähne ich ihn hier noch einmal gesondert. Als längster Nerv des autonomen Nervensystems verläuft er beidseitig vom Hirnstamm am Hals entlang bis zu wichtigen Organen wie Herz, Lunge und Magen-Darm-Trakt. Er reguliert unter anderem die Herzfrequenz mit, hat Einfluss auf die Verdauung und hilft, den Blutdruck zu senken.

Der Vagusnerv wird auf natürliche Weise stimuliert, wenn wir tief und langsam atmen, singen, gurgeln oder auch einfach nur lachen, auch eine sanfte Massage der Ohrmuscheln kann eine leichte Stimulation des *Nervus vagus* bewirken. Dabei wird die vagale Aktivität erhöht, was den Stresspegel senkt und das Gefühl von Entspannung und Sicherheit verstärkt.

Yoga Nidra hat ebenfalls Einfluss auf den Vagusnerv. Durch die Förderung tiefer Entspannung und das gezielte Lenken der Aufmerksamkeit auf den Atem und den Körper aktiviert Yoga Nidra Anteile des Vagusnervs und bringt uns in einen Zustand tiefer Ruhe. Dies kann nicht nur Stress abbauen, sondern auch Ängste lindern und die Schlafqualität verbessern. Yoga Nidra wirkt wie eine sanfte Massage für den Vagusnerv, was zu einem umfassenden Gefühl von Gelassenheit und Wohlbefinden führt.

Die Rolle von chronischem Stress

Chronischer Stress hat tiefgreifende Auswirkungen auf das autonome Nervensystem (ANS) und kann langfristig zu schweren gesundheitlichen Problemen führen. Das ANS steuert viele unbewusste Körperfunktionen und ist wie oben beschrieben in zwei Hauptzweige unterteilt: das sympathische und das parasympathische Nervensystem. Das sympathische Nervensystem ist dafür verantwortlich, den Körper in Alarmbereitschaft zu versetzen, eine Reaktion, die als »Kampf-oder-Flucht-Reaktion« bekannt ist. In stressigen Situationen aktiviert es die Freisetzung von Hormonen wie Adrenalin und Cortisol, die den Herzschlag beschleunigen, den Blutdruck erhöhen und die Energiereserven mobilisieren. Diese Reaktion war evolutionär gesehen notwendig, um in Gefahrensituationen schnell reagieren zu können. Diese Funktion erfüllt es natürlich heute auch weiterhin in akuten Gefahrensituationen.

Das parasympathische Nervensystem hingegen ist für Entspannung und Erholung zuständig. Es verlangsamt den Herzschlag, fördert die Verdauung und unterstützt das Immunsystem. Im Normalfall sorgt das Zusammenspiel dieser beiden Systeme für ein Gleichgewicht im Körper. Bei chronischem Stress jedoch bleibt das sympathische Nervensystem dauerhaft aktiv, was zu einer kontinuierlichen Ausschüttung von Stresshormonen führt. Diese anhaltende Aktivierung hat zahlreiche negative Folgen für die Gesundheit.

Ein dauerhaft hoher Blutdruck und eine erhöhte Herzfrequenz können das Risiko für Herz-Kreislauf-Erkrankungen wie Herzinfarkte und Schlaganfälle erhöhen. Auch das Immunsystem leidet unter chronischem Stress: Cortisol unterdrückt die Immunantwort, wodurch der Körper anfälliger für Infektionen wird und Wunden langsamer heilen. Dies kann auf lange Sicht auch zur Entstehung von Autoimmunerkrankungen beitragen, bei denen das Immunsystem den eigenen Körper angreift.

Die Verdauung ist ebenfalls betroffen, da chronischer Stress die Funktion des Magen-Darm-Trakts stören kann. Dies kann zu Beschwerden wie dem Reizdarmsyndrom, Magengeschwüren und anderen Verdauungsstörungen führen.

Auf psychischer Ebene ist dauerhafter Stress ein Risikofaktor für die Entwicklung von Angstzuständen, Depressionen und anderen psychischen Erkrankungen. Stress beeinflusst die Botenstoffe im Gehirn und kann so Stimmung, Gedächtnis und Konzentration negativ beeinträchtigen.

Schlaf spielt eine zentrale Rolle bei der Regeneration des Körpers und der Verarbeitung von Stress. Während des Schlafs kann das parasympathische Nervensystem aktiviert werden, um den Körper zu beruhigen und Stresshormone abzubauen. Chronischer Stress führt jedoch oft zu Schlafstörungen

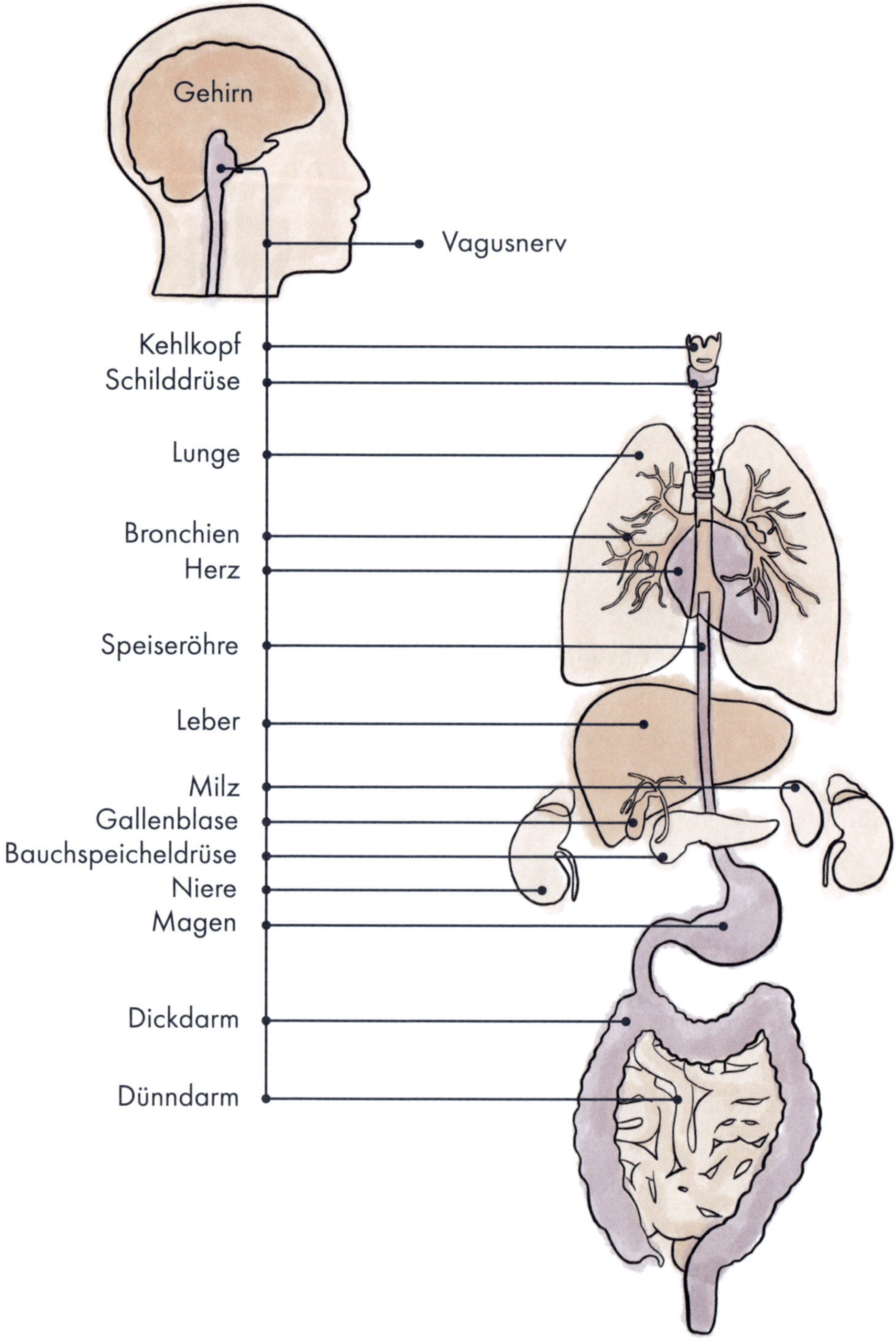

Der Vagusnerv versorgt vom Gehirn ausgehend zahlreiche Organe und reguliert somit lebenswichtige Funktionen wie Atmung, Herzfrequenz und Verdauung.

wie Einschlaf- und Durchschlafproblemen, was wiederum die Stressresistenz vermindert und den Stress verstärkt. Dies kann einen Teufelskreis auslösen, in dem weniger Schlaf zu höherem Stress führt, und mehr Stress den Schlaf weiter verschlechtert.

Dauerhafter Stress hält den Körper in einem Zustand ständiger Alarmbereitschaft, was zu einer Vielzahl von gesundheitlichen Problemen führen kann. Ein gesunder Lebensstil und effektive Stressbewältigungsstrategien sind daher entscheidend, um die negativen Auswirkungen von chronischem Stress zu mindern und das Gleichgewicht im Nervensystem wiederherzustellen.

Burn-out

Burn-out ist ein Zustand körperlicher, emotionaler und geistiger Erschöpfung, der durch lang anhaltenden Stress und Überforderung entsteht. Betroffene fühlen sich oft leer, ausgebrannt und unfähig, ihren Alltag zu bewältigen. Typische Symptome sind chronische Müdigkeit, Schlafstörungen, Konzentrationsschwierigkeiten, ein Gefühl der inneren Leere sowie eine zunehmende Distanzierung von der Arbeit und anderen Menschen. Burn-out wird häufig mit beruflichem Stress in Verbindung gebracht, kann aber auch durch andere Lebensbelastungen wie familiäre Verpflichtungen oder persönliche Krisen ausgelöst werden.

Burn-out gilt als Phänomen der modernen Zeit, da es eng mit den Anforderungen der heutigen Arbeitswelt und Lebensweise verknüpft ist. In unserer Gesellschaft werden Leistung, Effizienz und ständige Erreichbarkeit oft hochgeschätzt. Die Digitalisierung und Globalisierung haben den Druck erhöht, jederzeit verfügbar zu sein und schnell auf Anforderungen zu reagieren. Viele Menschen haben Probleme, eine gesunde Work-Life-Balance zu halten und fühlen sich in einem endlosen Kreislauf aus Arbeit, Verpflichtungen und sozialen Medien gefangen.

Wie du merkst, ob du chronisch gestresst bist

Viele Menschen haben sich an ein gewisses Stressniveau gewöhnt. Stressresistenz ist in unserer leistungsorientierten Gesellschaft auch eine gern gesehene Eigenschaft. Aber wie resistent sind wir wirklich? Ab wann wird Stress problematisch? Und wie lange ignorieren wir vielleicht die ersten Anzeichen, dass es doch zu viel ist?

Stelle dir die folgenden Fragen. Sie zielen auf häufige Symptome von chronischem Stress ab, die die Lebensqualität beeinträchtigen und dennoch häufig ignoriert werden. Je mehr dieser Fragen du mit Ja beantwortest, desto höher ist vermutlich dein chronisches Stresslevel.

Bitte beachte: Bei körperlichen Symptomen oder Symptomen einer Depression ist selbstverständlich auch eine medizinische Abklärung sinnvoll.

- Fühlst du dich oft müde, obwohl du genug geschlafen hast?
- Hast du regelmäßig Kopfschmerzen, Magenprobleme oder Verspannungen ohne klare körperliche Ursache?
- Leidest du häufig unter Schlafproblemen, wie Schwierigkeiten beim Einschlafen oder Durchschlafen?
- Hast du Schwierigkeiten, dich zu konzentrieren oder Entscheidungen zu treffen?
- Fühlst du dich oft gereizt, frustriert oder bist du schneller genervt als sonst?
- Bemerkst du eine gesteigerte Neigung zu Angstgefühlen oder das Gefühl, überwältigt zu sein?
- Hat sich dein Appetit verändert oder greifst du häufiger zu ungesundem Essen, wenn du dich gestresst fühlst?
- Verbringst du weniger Zeit mit Aktivitäten, die dir Freude machen, weil du dich zu erschöpft oder ausgelaugt fühlst?
- Fühlst du dich häufig körperlich angespannt oder bemerkst du Muskelverspannungen in Nacken, Schultern oder Rücken?
- Hast du den Eindruck, dass du häufig negativ oder sorgenvoll über dich selbst oder deine Zukunft denkst?

Gleichzeitig nehmen Unsicherheiten und Ängste zu, sei es durch wirtschaftliche Instabilität, Pandemien, steigende Lebenshaltungskosten oder soziale Isolation. Die ständige Informationsflut und das Bedürfnis, auf dem Laufenden zu bleiben, können zusätzlich belasten. Diese Faktoren tragen dazu bei, dass immer mehr Menschen das Gefühl haben, nicht genug Zeit für sich selbst zu haben, um sich zu erholen und zu regenerieren.

Burn-out ist daher nicht nur ein individuelles Problem, sondern ein Spiegelbild gesellschaftlicher Entwicklungen. Es zeigt, wie wichtig es ist, achtsam mit den eigenen Ressourcen umzugehen, Pausen einzulegen und auf die Signale des Körpers zu hören, um langfristig Gesundheit und Wohlbefinden zu sichern. Und hier kommt wieder Yoga Nidra ins Spiel.

Die Wirkung von Yoga Nidra auf unser Nervensystem

Du hast jetzt einen Überblick über die Funktion des Nervensystems bekommen und kennst die beiden Gegenspieler Sympathikus und Parasympathikus, die wie Yang und Yin existieren, im steten Wechsel und idealerweise in Balance. Nach einer aktiven Phase darf eine Ruhephase folgen. Nach der Ruhephase gibt es wieder Action. Du weißt nun auch, welche Konsequenzen es für unsere Gesundheit und unser Wohlbefinden haben kann, wenn die aktive Phase zu einem Dauerzustand wird,. Wie können wir also, gerade auch in stressigen Phasen, gezielt in die Welt des parasympathischen Nervensystems eintauchen? Wie können wir den Entspannungsmodus einnschalten? Für tiefe Erholung, mehr Klarheit, Fokus und Gelassenheit.

Die Vorzüge von Yoga Nidra haben wir schon weiter vorn in diesem Buch besprochen. Nun gehen wir noch einmal einen Schritt weiter und bringen das mit dem Wissen über das Nervensystem zusammen, dann fügen sich all diese Puzzleteile so zusammen, wie die positiven Effekte des Yoga Nidra entstehen.

Tiefe Entspannung

Mit Yoga Nidra wird das parasympathische Nervensystem aktiviert. Während der Praxis werden Stresshormone wie Cortisol reduziert, und die Herzfrequenz sowie der Blutdruck werden gesenkt. In diesem Zustand kann der Körper tiefe Erholung erfahren, die weit über eine oberflächliche Entspannung hinausgeht, und hilft, muskuläre und geistige Anspannungen abzubauen. Der hypnagogische Zustand bildet zusammen mit dem parasympathischen Zustand ein kraftvolles Team für Regeneration und Tiefenentspannung.

Verbesserter Schlaf

Yoga Nidra beeinflusst die Gehirnwellenaktivität, indem es Alpha- und Theta-Wellen fördert, die mit Entspannung und leichtem Schlaf in Verbindung stehen. Darüber hinaus lassen sich vermehrte Delta-Wellen-Zustände durch Yoga Nidra erreichen. Dies hilft, den Übergang vom Wachzustand in den Schlaf zu erleichtern und die Schlafqualität zu verbessern. Die National Sleep Foundation empfiehlt Yoga Nidra bei Schlaflosigkeit und Schlafproblemen. Durch die Reduktion von Stresshormonen und die Förderung eines entspannten Zustands trägt Yoga Nidra dazu bei, die Einschlafzeit zu verkürzen und die Schlafdauer zu verlängern.

Reduktion von akutem und chronischem Stress

Durch die regelmäßige Praxis von Yoga Nidra wird die Aktivität des sympathischen Nervensystems, das für die »Kampf-oder-Flucht-Reaktion« zuständig ist, vermindert, da die Aktivität des parasympathischen Nervensystems verstärkt wird. Dies führt zu einer fühlbaren Senkung des Stressniveaus im Körper. Es wird angenommen, dass Yoga Nidra die Aktivität der Amygdala, eines Teils des Gehirns, der unsere Reaktion auf Angst und Stress steuert, reduzieren kann. Dies verringert die Ausschüttung von Stresshormonen wie Adrenalin und fördert ein Gefühl der Ruhe und Gelassenheit. Diese Verbesserungen im Stresslevel zeigen sich auch messbar: In einer Studie von 2019 wurde untersucht, wie sich Yoga Nidra auf Stress und das Selbstwertgefühl bei Universitätsstudierenden auswirkt.[17] Die Teilnehmer wurden in zwei Gruppen aufgeteilt: Eine Gruppe nahm über 8 Wochen zweimal wöchentlich an einstündigen Yoga-Nidra-Sitzungen teil, die andere Gruppe diente als Kontrollgruppe. Die Ergebnisse zeigten, dass die Yoga-Nidra-Gruppe ein deutlich geringeres Stresslevel und ein höheres Selbstwertgefühl im Vergleich zur Kontrollgruppe aufwies.

Die Ergebnisse dieser Studie deuten also darauf hin, dass Yoga Nidra helfen kann, spürbar Stress zu reduzieren und das Selbstwertgefühl zu steigern.

Wirkt Yoga Nidra bei Schulstress? Auch hierzu wurde 2021 eine Studie durchgeführt.[18] Es wurden Zehntklässler im Alter von 14 bis 16 Jahren untersucht, die sich auf wichtige Prüfungen vorbereiteten. Die Teilnehmenden wurden in zwei Gruppen aufgeteilt: Eine experimentelle Gruppe führte über 21 Tage täglich Yoga Nidra durch, während die Kontrollgruppe keine Yoga-Nidra-Intervention erhielt. Die Ergebnisse dieser Studie wurden mittels eines Fragebogens erhoben, der den Stress der teilnehmenden Schüler vor und nach Abschluss der 21 Tage bewertete. Der Fragebogen erfasste spezifische Stressfaktoren wie häusliches Leben, schulische Leistungen, Interaktionen mit Lehrern und die Unsicherheit über die Zukunft.

Die Ergebnisse zeigten, dass die Jugendlichen der Yoga-Nidra-Gruppe signifikante Stressreduzierungen in verschiedenen Lebensbereichen erlebten im Vergleich zur Kontrollgruppe, bei der nur ein moderater Rückgang des Stresses beobachtet wurde.

Diese Studie verdeutlicht, dass Yoga Nidra eine wirksame Methode zur Reduktion von psychosozialem Stress bei Jugendlichen ist. Stelle dir vor, Yoga Nidra würde in Schulen geübt– wie fändest du das?

Umgang mit Emotionen, Angst und Anspannung

Yoga Nidra hilft dabei, unsere Emotionen besser zu regulieren und innere Ruhe zu finden. Dies geschieht, indem es die Zusammenarbeit zwischen zwei wichtigen Bereichen im Gehirn fördert: dem präfrontalen Kortex, der für Entscheidungen und logisches Denken zuständig ist, und dem limbischen System, das unsere Gefühle steuert. Wenn wir unter Stress oder Angst stehen, reagiert das limbische System normalerweise sehr stark, was zu intensiven Emotionen führen kann. Yoga Nidra hilft, diese Reaktionen zu beruhigen, indem es das limbische System in einen ausgeglicheneren Zustand versetzt.

Das bedeutet, dass wir durch Yoga Nidra lernen können, unsere Emotionen besser zu kontrollieren. Wir sind weniger überwältigt von Gefühlen wie Angst oder

Anspannung und können in schwierigen Situationen klarer denken und reagieren. Diese Technik wirkt also nicht nur kurzfristig beruhigend, sondern kann auch langfristig dazu beitragen, dass wir emotional stabiler und widerstandsfähiger werden.

Darüber hinaus kann regelmäßige Yoga-Nidra-Praxis auch die neuronalen Verbindungen in unserem Gehirn – also die Kommunikationswege zwischen den Nervenzellen – positiv beeinflussen. Das bedeutet, dass unser Gehirn lernen kann, auf Stress und Herausforderungen auf eine gesündere, ruhigere Weise zu reagieren. Dies führt dazu, dass wir mit der Zeit emotional ausgeglichener und gelassener werden, was uns hilft, besser mit den Höhen und Tiefen des Lebens umzugehen.

Besserer Fokus und höhere Konzentration

Auch wenn man Yoga Nidra in erster Linie mit Entspannung und Schlaf verbindet, geht die Wirkung weit darüber hinaus. Hast du dich nach einem kurzen Nickerchen oder einem Tagtraum schon mal richtig erfrischt und beflügelt gefühlt? Das ist die Kraft des Powernaps, ein Paradebeispiel für den hypnagogischen Zustand. Durch diese transformative Phase zwischen Wachsein und Schlafen können neue Klarheit und Kreativität entstehen. Yoga Nidra fördert die Fähigkeit, fokussiert und konzentriert zu bleiben, indem es das Nervensystem in einen Zustand der entspannten Wachsamkeit versetzt. Die Aktivität in Hirnregionen, die mit Unruhe und Ablenkung verbunden sind, wird reduziert. Damit kann sich dein Geist auf eine Sache konzentrieren und klare Gedanken fassen.

Salvador Dalí, Thomas Edison und auch Albert Einstein haben sich diese Phase zunutze gemacht: Sie pflegten ihr Nickerchen halb liegend im Sessel mit einem metallischen Gegenstand in der Hand zu machen. Dalí soll einen Schlüssel verwendet haben, Edison einen Stahlball und Einstein einen Löffel. Sobald sie so weit einschliefen, dass sie den Gegenstand fallen ließen, weckte dieser sie durch das laute Geräusch auf und sie machten sich mit neuer Inspiration direkt wieder ans Werk.

Beim Yoga Nidra wirst du nicht so abrupt geweckt – aber wissend, dass diese Transformation stattfindet, bietet sich ein kurzer Moment nach der Praxis dafür an, deine Gedanken und Impulse aufzuschreiben. Warum Journaling (Seite 81) auch Teil deiner Yoga-Nidra-Praxis sein kann, dazu kommen wir später.

Überforderung begegnen und meistern

All die Reize, die uns täglich umgeben – ob es die vielen Informationen aus den sozialen Medien, die Arbeit, der Straßenlärm oder einfach die Vielzahl an Aufgaben sind, die wir jeden Tag bewältigen müssen – ob wir es wollen oder nicht, ständig prasselt ein Strom von Eindrücken und Anforderungen auf uns ein. Und mittendrin befinden wir uns, mit einem Alltag, der voller Aufgaben und Herausforderungen steckt. Geht es dir auch manchmal so, dass dir das alles zu viel wird? Vielleicht fühlst du dich sogar oft überfordert, als ob du permanent von einer Sache zur nächsten hetzt, ohne wirklich zur Ruhe zu kommen? Dieser Zustand, das Gefühl, ständig überfordert zu sein, ist für viele Menschen zu einem täglichen Begleiter geworden.

Yoga Nidra kann hier eine wertvolle Hilfe sein. Es bietet eine Möglichkeit, mit diesem Gefühl der Überforderung umzugehen und einen Weg zu finden, mehr innere Ruhe und Klarheit zu entwickeln. Die Praxis wirkt auf das Nervensystem und hilft, den ständig aktiven »Stressmodus« herunterzufahren. Oft ist unser Nervensystem in einem Zustand der ständigen Erregung, was bedeutet, dass wir auf jede Kleinigkeit stark reagieren – sei es eine Nachricht, die uns unter Druck setzt, oder eine unerwartete Aufgabe, die dazukommt. Yoga Nidra unterstützt uns dabei, diese Überreaktionen zu beruhigen, indem es das Nervensystem reguliert.

Ein wichtiger Teil dieses Prozesses ist die Aktivierung des parasympathischen Nervensystems, das auch als »Ruhe- und Erholungsmodus« bekannt ist. Wenn dieser Teil des Nervensystems aktiv wird, kann sich der Körper entspannen, die Herzfrequenz sinkt und der Geist wird ruhiger. So entsteht mehr Raum – sowohl mental als auch emotional. Dieser Raum hilft uns, klarer zu denken und besser mit Stress umzugehen, anstatt immer sofort zu reagieren und sich noch mehr unter Druck zu setzen. Yoga Nidra schafft also die Möglichkeit, aus dem Gefühl der ständigen Überforderung herauszutreten und eine Balance zwischen Anspannung und Entspannung zu finden. Es hilft dabei, den Stress nicht nur kurzfristig zu reduzieren, sondern langfristig gelassener und widerstandsfähiger zu werden.

Hormonbalance

Cortisol, das auch als Stresshormon bekannt ist, spielt eine zentrale Rolle in unserem Stressreaktionssystem. Wenn wir unter Stress stehen, produziert unser Körper Cortisol, das uns zunächst hilft, mit den Herausforderungen umzugehen. Allerdings kann ein chronisch erhöhter Cortisolspiegel negative Auswirkungen auf die weiblichen Sexualhormone, insbesondere Östrogen und Progesteron, haben.

Frauen mit Zyklus: Bei Frauen im gebärfähigen Alter, die einen Menstruationszyklus haben, kann ein hoher Cortisolspiegel das Gleichgewicht von Östrogen und Progesteron stören. Cortisol »stiehlt« praktisch die Vorläufermoleküle, die für die Produktion von Progesteron benötigt werden, um mehr Cortisol zu produzieren. Das kann zu einem Ungleichgewicht führen, bei dem der Progesteronspiegel niedrig und der Östrogenspiegel im Verhältnis dazu hoch ist. Das Resultat können unregelmäßige Zyklen, prämenstruelles Syndrom (PMS) und verstärkte Menstruationsbeschwerden sein.

Perimenopause: In den Wechseljahren, also der Übergangsphase zur Menopause (der letzten Menstruationsblutung), schwanken die Hormonspiegel natürlicherweise. Dauerhafter Stress und damit hohe Cortisolwerte können diese Schwankungen verstärken und Symptome wie Hitzewallungen, Schlafstörungen und Stimmungsschwankungen verschlimmern. Frauen in der Perimenopause reagieren oft besonders sensibel auf Stress, da ihre Hormonbalance bereits instabil ist. Eine Beruhigung des Nervensystems kann helfen, diese Symptome zu mildern, indem sie die Cortisolproduktion reduziert und somit die Balance der Sexualhormone unterstützt.

Postmenopause: Nach der Menopause sinken die Spiegel von Östrogen und Progesteron dauerhaft. Der Körper reagiert anders auf Stress, aber ein chronisch hoher Cortisolspiegel kann immer noch problematisch sein. Er kann das Risiko für Osteoporose, Herz-Kreislauf-Erkrankungen und kognitive Beeinträchtigungen erhöhen. Außerdem kann ein hoher Cortisolspiegel das Schlafmuster stören, was wiederum den gesamten Hormonhaushalt beeinflusst. Auch hier ist die Beruhigung des Nervensystems entscheidend, um den Cortisolspiegel zu senken und das allgemeine Wohlbefinden zu verbessern.

Mehr als nur eine Technik

Nun kennst du die Hintergründe zu Yoga Nidra – die traditionellen Wurzeln, die modernen Interpretationen, Mystik und Wissenschaft dieser Praxis. Du hast viel zu den wunderbaren Wirkungen auf unser Nervensystem, unser Immunsystem, das Hormonsystem und unser gesamtes Sein erfahren. Die Wirkmechanismen von Yoga Nidra sind für dich klarer geworden und du verstehst, warum dies eine so wundervolle Methode ist, um dein Nervensystem zu beruhigen, tiefe Entspannung zu erfahren, besser zu schlafen, klarer zu denken und gelassener durchs Leben zu gehen.

An dieser Stelle möchte ich nochmals weitergehen, bevor es bald ans Üben geht. Ich möchte mit dir teilen, was Yoga Nidra über all das hinaus noch in deinem Leben bewirken kann. Dies passiert oft auf noch subtileren Ebenen als die beschriebenen Wirkungen auf Nervensystem und Gehirnwellen. Vielleicht spürst du diese subtilen Veränderungen schon zu Beginn deiner Praxis – vielleicht erst später – und vielleicht offenbart sich dies für dich gar nicht so offensichtlich. Und vielleicht schaust du während deiner ganz persönlichen Yoga-Nidra-Reise irgendwann zurück auf deinen Weg und bist erstaunt, welche Transformation du in dieser Zeit durchlaufen hast.

Eine Lebensweise

Yoga Nidra kann als Lebensphilosophie verstanden werden, die Achtsamkeit, Präsenz und bewusste Entspannung in den Alltag integriert. Diese Lebensweise geht über die Praxis hinaus und beeinflusst, wie wir unseren Alltag gestalten und erleben. Als Lebensphilosophie fördert Yoga Nidra eine Haltung der Achtsamkeit und des bewussten Erlebens. Sie lehrt uns, präsent zu sein und jedem Moment mit Aufmerksamkeit und Ruhe zu begegnen. Durch die Praxis lernen wir, uns zu entspannen und loszulassen, was uns im Alltag oft schwerfällt. Yoga Nidra hilft uns, in herausfordernden Situationen nicht sofort in Stress oder Panik zu verfallen, sondern gelassener zu bleiben und uns auf unsere innere Ruhe zu besinnen. Diese Haltung fördert eine tiefere Verbindung zu uns selbst und ermöglicht es uns, bewusster auf unsere Gedanken, Gefühle und Körperempfindungen zu reagieren.

Yoga Nidra findet nicht nur in dem Moment der Praxis statt, sondern kann in jeden Aspekt unseres Lebens einfließen, um uns zu unterstützen, ein bewussteres und erfüllteres Leben zu führen. Durch regelmäßiges Üben lernen wir, dass Entspannung und innerer Frieden nicht nur Zustände sind, die wir in speziellen Momenten erfahren, sondern Qualitäten, die wir in unser tägliches Dasein integrieren können.

Inneres Wachstum

Stelle dir vor, du könntest einen Blick in dein eigenes Unterbewusstsein werfen und alte Muster oder festgefahrene Überzeugungen erkennen, die dich zurückhalten. Genau das ermöglicht Yoga Nidra. In diesem entspannten Zustand zwischen Wachsein und Schlafen wird dein Unterbewusstsein zugänglich, und du kannst unbewusste Muster aufspüren. Es ist, als würdest du mit einer Taschenlampe in die dunklen Ecken deines Geistes leuchten, um Klarheit und Verständnis zu finden. Durch diese Reflexion lernst du nicht nur dich selbst besser kennen, sondern schaffst auch Platz für positive Veränderungen.

Yoga Nidra kann ein echter Gamechanger sein, wenn es darum geht, innere Grenzen zu überwinden und dein inneres Potenzial zu entfalten und zu leben. Durch eine regelmäßige Praxis lernst du, tief verwurzelte emotionale oder mentale Barrieren zu durchbrechen. Du wirst kreativer, siehst klarer, wohin du in deinem Leben willst, und findest die Motivation, deine Träume zu verfolgen. Yoga Nidra bietet dir den Raum, neue Absichten *(Sankalpas)* zu setzen und zu manifestieren, sodass du dein Leben bewusst und zielgerichtet gestalten kannst. Du merkst, wie sich nicht nur dein Inneres, sondern auch deine äußere Realität verändern.

In einer Welt, die oft hektisch und chaotisch ist, kann Yoga Nidra dein Anker sein. Es stärkt deine mentale Widerstandskraft, indem es dir hilft, Stress abzubauen und innere Ruhe zu finden. Diese Gelassenheit macht es dir leichter, Herausforderungen entspannt zu begegnen und dich schnell von Rückschlägen zu erholen. Du entwickelst Geduld, Ausdauer und emotionale Stabilität, was dir hilft, auch in turbulenten Zeiten einen klaren Kopf zu bewahren. Mit der Zeit wirst du merken, dass du besser mit Stress umgehen kannst und ein höheres Maß an emotionaler und psychischer Flexibilität erreichst.

Embodiment durch Yoga Nidra

Embodiment bedeutet »Verkörperung« und »Körperbewusstsein«: ein Seinszustand, in dem du dich mit deinem Körper und deinen Sinnen verbunden und im Einklang fühlst – eine tiefe Verbundenheit zu dir selbst als Ganzes. Die oft gefühlte Trennung von Körper und Geist ist dabei aufgehoben.

Während du in den entspannten Zustand von Yoga Nidra eintauchst, lenkst du deine Aufmerksamkeit bewusst auf verschiedene Körperteile. Das ermöglicht es dir, ein feineres Gespür für körperliche Empfindungen zu entwickeln und die Signale deines Körpers besser wahrzunehmen. Diese Praxis stärkt dein Körperbewusstsein und fördert ein achtsames Innehalten, was im hektischen Alltag oft verloren geht.

Im Yoga Nidra lassen sich nicht nur emotionale, sondern auch körperliche Spannungen lösen – auch die, die schon länger bestehen. Während du dich auf den Körper konzentrierst und bewusst entspannst, können sich nach und nach gespeicherte emotionale und physische Spannungen lösen. Diese somatische Heilung ist ein Prozess des Loslassens, bei dem der Körper die Möglichkeit bekommt, tief zu entspannen und zu heilen, was besonders bei chronischem Stress oder nach traumatischen Erlebnissen hilfreich sein kann.

Yoga Nidra lädt dich ein, deinen Körper nicht nur als physisches Gefäß, sondern als integralen Bestandteil deines Seins zu erfahren. Es ist eine Praxis, die dich dazu bringt, deinen Körper vollständig zu bewohnen und die Weisheit deines Körpers zu nutzen, um tiefere Heilung und Balance zu erfahren.

Die spirituellen Dimensionen von Yoga Nidra

Wenn du offen dafür bist, die spirituelle Dimension von Yoga Nidra zu erfahren, dann ist die Praxis das Tor zu einer tieferen, spirituellen Erfahrung, die dich mit deinem wahren Selbst verbindet und dein Leben auf verschiedenen Ebenen bereichern kann. Sie lädt dich ein, über die physische Existenz hinauszugehen und in den Bereich des Unendlichen und Zeitlosen einzutreten, wo wahre Heilung und Erkenntnis stattfinden können.

Im Zustand von Yoga Nidra kann ein Gefühl der Einheit mit dem Universum entstehen. Du fühlst dich nicht mehr getrennt von der Welt um dich herum, sondern als integraler Teil des Ganzen. Diese Erfahrung der Einheit, oft als »Nondualität« beschrieben, ist ein zentraler Aspekt vieler spiritueller Traditionen und kann im tiefen Entspannungszustand von Yoga Nidra erlebt werden.

Durch die Praxis von Yoga Nidra hast du die Möglichkeit, dich mit einem höheren Bewusstsein zu verbinden. Dieser Zustand geht über das normale Alltagsbewusstsein hinaus und ermöglicht es dir, tiefere Einblicke in dein wahres Selbst und in die Natur der Realität zu gewinnen. In diesen Momenten des erweiterten Bewusstseins können spirituelle Einsichten und Erkenntnisse entstehen, die dein Leben nachhaltig prägen.

In den tieferen Schichten der Entspannung, die Yoga Nidra bietet, kommst du in Kontakt mit einer inneren Weisheit, die jenseits des rationalen Denkens liegt. Diese intuitive Ebene des Seins kann dir helfen, Antworten auf Lebensfragen zu finden und Klarheit über deinen Lebensweg zu erlangen.

Spirituelle Praktiken wie Yoga Nidra fördern oft das Mitgefühl für dich selbst und andere. Durch das Erkennen der Verbundenheit allen Lebens und der Reduzierung des eigenen Egos entwickelt sich eine tiefere Form von Liebe und Mitgefühl, die sich auf alle Lebewesen erstreckt.

Es ist völlig in Ordnung, wenn du in deiner Yoga-Nidra-Praxis nicht all diese tiefgreifenden Erfahrungen machst. Yoga Nidra ist eine vielseitige Praxis, die nicht nur auf ein einziges Ergebnis oder eine spezielle Erfahrung ausgerichtet ist. Jeder Mensch ist anders, und wie du auf die Praxis reagierst, kann von vielen Faktoren abhängen, wie deinem aktuellen mentalen und physischen Zustand, deiner Intention und auch deiner Übungspraxis.

Auch ohne mystische Erfahrungen oder tiefe Einsichten kann die Praxis dir helfen, Stress zu reduzieren, besser zu schlafen und ein allgemeines Wohlbefinden zu fördern.

Die Praxis von Yoga Nidra kann zudem ein Werkzeug sein, um sich selbst besser kennenzulernen und eine achtsame Beziehung zum eigenen Körper und Geist zu entwickeln. Es ist eine Reise, die du in deinem eigenen Tempo und mit deinen eigenen Zielen machen kannst. Manchmal braucht es Zeit, bis sich bestimmte Wirkungen zeigen, und oft ist es der regelmäßige, geduldige Kontakt mit der Praxis, der die nachhaltigsten Veränderungen bringt.

Das Wunderbare ist ja: Yoga Nidra ist flexibel und passt sich deinen Bedürfnissen an, sodass du selbst bestimmen kannst, was du aus der Praxis mitnehmen möchtest. Wichtig ist, dass du mit einer offenen Haltung an die Praxis herangehst und dir erlaubst, die Erfahrung so zu machen, wie sie für dich in dem Moment ist.

Lass uns nun den Weg für deine Praxis bereiten.

KAPITEL 2

Dein Weg zu
Yoga Nidra

Die ersten Schritte

Das Schöne an Yoga Nidra ist, dass zum Üben sehr wenig benötigt wird. Eigentlich nur eine ruhige Umgebung, eine bequeme Unterlage und einen Moment Zeit. Klingt eigentlich einfach, oder? Jedoch können zwei dieser Voraussetzungen unter Umständen schwierig sein, was ihre Verfügbarkeit betrifft: Denn wer hat schon ganz zufällig zu viel Zeit übrig? (Wenn ja, dann schreibe mir gern und verrate mir dein Geheimnis.) Und auch eine ruhige Umgebung ist nicht immer so einfach zu finden.

All das sind jedoch Herausforderungen, die wir mit ein paar Tricks prima überwinden können. In diesem Kapitel verrate ich dir meine persönlichen Tipps und auch die, die nachweislich vielen Menschen geholfen haben, ihre neue Yoga-Nidra-Routine zu etablieren. Wir schauen uns ein paar hilfreiche Lösungsvorschläge für häufige Probleme, die gerade beim Einstieg auftreten können, an und machen einen kleinen Exkurs in nachhaltige Gewohnheitsbildung. Ich gebe dir ein paar kleine Übungen mit, die du als Vorbereitung auf die Yoga-Nidra-Praxis durchführen kannst, oder auch als allein stehende, ergänzende Übungen für jeden Tag und für zwischendurch.

Der Entspannung den Weg bereiten

Oft stehen Gedanken, Unruhe oder ein hektischer Alltag der Entspannung im Weg. Dieses Kapitel bietet Tipps, wie mit Herausforderungen wie Ablenkung, Unruhe oder Unsicherheit umgegangen werden kann, um Yoga Nidra leichter zugänglich zu machen.

Du bekommst einfache Einstiegsübungen an die Hand, die dich dabei unterstützen, loszulassen, und die sich auch als kurze Pausen in den Alltag integrieren lassen. Außerdem zeigt das Kapitel, wie du Yoga Nidra in kleinen Momenten des Alltags einbringen kannst – ideal, wenn die Zeit knapp ist. Entspannung wird so auch in einem vollen Alltag greifbar und umsetzbar.

Fangen wir doch gleich mal mit der größten Herausforderung von heute an: Zeit finden und dranbleiben.

Diese beiden Faktoren sind eng miteinander verknüpft, denn wenn wir uns nicht aktiv Zeit für unsere Praxis einplanen, dann wird sie nur zufällig stattfinden – wenn es gerade passt. Und wenn wir nur sporadisch üben, dann bleiben wir nicht langfristig dabei. Wenn du motiviert bist, dann wird es dir am Anfang leichter fallen, dir Zeit zu nehmen. Nach der ersten »Verliebtheitsphase« und dem ersten Motivationshoch kommt dann meist doch das Leben wieder dazwischen und die Priorität für deine neue Routine schwindet langsam dahin.

Das gilt natürlich nicht nur für Yoga Nidra – sondern für alles, was wir schon mal begonnen und dann allzu oft aufgegeben haben. Die gute Nachricht: Es sind nicht allein Willensstärke und Disziplin, die natürlich dabei hilfreich sind, sondern oft stecken wir einfach etwas zu sehr in alten, bequemen Gewohnheiten fest. Ein ganz großer Teil davon lässt sich durch ein paar Tricks beeinflussen. Du kannst dein Hirn quasi auf deine neue Routine programmieren. Hierzu werfen wir einen kleinen Blick in die Verhaltenspsychologie und Gewohnheitsbildung.

Je mehr dieser Tipps du kombinieren kannst, desto größer wird die Chance, dass du dranbleibst. Falls du bei einem der Tipps den Impuls hast »Das geht bei mir nicht«, dann prüfe noch einmal, ob das wirklich der Fall ist oder ob du dir noch nicht klar bist über die Priorität deiner Praxis. Gehe dazu durch die Fragen »Inspirationen zur Reflexion« (Seite 83).

Die Umgebung für Yoga Nidra gestalten

Für die Yoga-Nidra-Praxis möchtest du ungestört sein und es dir so richtig gemütlich machen. So wird es dir leichter fallen, innerlich wie äußerlich loszulassen und dich der Tiefe der Übung hingeben zu können.

Üblicherweise wird in der Rückenlage praktiziert, dabei liegen die Arme neben dem Körper und die Beine locker ausgestreckt, sie dürfen ruhig nach innen oder außen fallen. Wenn Liegen für dich nicht möglich ist – zum Beispiel in der Mittagspause im Büro, oder wenn es dir Beschwerden bereitet –, dann kannst du auch im Sitzen üben. In diesem Fall solltest du dich bequem anlehnen können, sodass du dich auch hier gefühlt fallen lassen kannst. Du kannst sogar in der Bahn oder im Flugzeug üben und die Rückenlehne in Halbliegeposition bringen, falls das möglich ist. Oder du übst mit dem Rücken an eine Wand gelehnt (schön gepolstert) mit ausgestreckten Beinen.

Trage bequeme, am besten lockere Kleidung. Wenn du unterwegs übst, dann versuche, enger sitzende Kleidung für die Dauer der Übung zu lockern, damit du frei atmen kannst und nichts drückt oder zwickt.

Wenn du einen ruhigen Ort hast, an dem keine anderen Menschen sind und du auch für 20 bis 30 Minuten nicht gestört wirst: perfekt! Du kannst jedoch auch mit Kopfhörern üben, die Geräusche unterdrücken, also eine Noise-Cancelling-Funktion haben. Das ist auch für Bahn- und Zugfahrten ideal.

In jedem Fall solltest du die Augen schließen können – für eine Autofahrt am Steuer oder wenn es sonst anderweitig unsicher ist, die Augen zu schließen, ist die Praxis nicht geeignet.

Wenn du im Liegen übst, wähle eine Unterlage, die für dich bequem ist. Du kannst auf einer Yogamatte üben, musst du aber nicht. Dein Bett geht genauso wie das Sofa, der Teppich oder die Hängematte. Hilfsmittel wie Decken, Kissen oder Yogabolster sind eine gute Idee, um Körperteile zu unterpolstern und zu unterstützen. So finden es viele angenehm, unter die Kniekehlen ein Bolster oder Kissen zu legen, um die Beine in leichter Beugestellung zu haben. Ich empfehle auch, Hinterkopf und Kreuzbein zu polstern, wenn du auf einer eher härteren Unterlage, wie zum Beispiel der Yogamatte, liegst.

Die Linksseitenlage ist eine gute Alternative bei Rückenproblemen oder während der Schwangerschaft. Achte hierbei auf eine gute Unterpolsterung für deinen

Kopf und deine linke Hüfte. Hilfreich ist es auch, ein Kissen, ein Bolster oder eine gefaltete Decke zwischen die Beine zu legen.

Wichtig: Es gibt hier kein Richtig oder Falsch – denn jeder Körper ist anders. Finde die für dich richtige und stimmige Position. Das kann bedeuten, manchmal zu experimentieren und auszuprobieren. Wenn du zum Beispiel merkst, dass du nach 5 Minuten unruhig wirst, weil irgendetwas ziept oder drückt – dann überlege, wie du deinen Körper anders unterstützen kannst.

Das Ziel ist es, für die Dauer der Übung möglichst ruhig liegen zu bleiben und ohne Schmerzen oder Taubheitsgefühl aus der Praxis wieder aufzuwachen. Mit der Zeit findest du immer besser heraus, wie du deinen Yoga-Nidra-Wohlfühlkokon gestalten kannst.

Weitere Hilfsmittel

Darüber hinaus gibt es noch einige weitere Hilfsmittel, die du einsetzen kannst, je nach Bedarf und je nachdem, welche Art von Übung du machst. Das kann sich von Tag zu Tag, von Stimmung zu Stimmung unterscheiden. Vielleicht hast du ja auch schon dein ganz eigenes Hilfsmittel, dein Ritual oder bestimmte Symbole und Elemente, die dich bei deiner Praxis unterstützen.

Ein Augenkissen

Das Augenkissen ist eins meiner Lieblingshilfsmittel für Yoga Nidra. Es gibt Augenkissen, die mit Reis, Leinsamen oder Kräutern gefüllt sind. Es hilft dabei, die Augen zu beruhigen und Licht auszublenden, was zu einer tieferen Entspannung führt. Durch das sanfte Gewicht des Kissens kann außerdem der Vagusnerv sanft stimuliert werden, was die Entspannungsreaktion des Körpers fördert. Aromatherapeutische Augenkissen, die mit beruhigenden Düften wie Lavendel gefüllt sind, können die Wirkung noch verstärken.

Falls du das Gewicht des Kissens als unangenehm empfindest, ist eine Schlafbrille oder einfach ein kleines Tuch, das du über die Augen legst, eine gute Alternative.

Deinen Wohlfühlkokon gestalten

Damit du dich wirklich auf die Erfahrung der Tiefenentspannung einlassen kannst, sollte natürlich das Drumherum stimmen.

- **Der Raum:** Wie kannst du den Raum gemütlich und einladend gestalten? Überlege, welche Elemente für dich Gemütlichkeit und Geborgenheit ausstrahlen. Denke an weiche Decken, Kissen, angenehmes Licht, vielleicht eine Duftkerze oder ätherische Öle. Wie kannst du den Raum so gestalten, dass du dich sofort wohlfühlst, wenn du ihn betrittst?
- **Angenehme Geräusche oder Musik:** Überlege, ob du lieber in völliger Stille entspannst oder ob sanfte Hintergrundmusik, Naturgeräusche wie das Rauschen des Meeres oder Vogelgezwitscher für dich beruhigend sind. Was hilft dir, in die richtige Stimmung zu kommen?
- **Farben und Materialien:** Farben und Materialien können eine starke Wirkung auf unsere Stimmung haben. Bevorzugst du sanfte, neutrale Farben oder kräftigere Töne? Welche Stoffe fühlen sich angenehm auf deiner Haut an und vermitteln dir ein Gefühl von Geborgenheit?
- **Ablenkungen minimieren:** Überlege, wie du deinen Wohlfühlkokon so gestalten kannst, dass äußere Ablenkungen minimiert werden. Gibt es Möglichkeiten, den Raum abzudunkeln, Geräusche von außen zu dämpfen oder deine elektronischen Geräte auszuschalten? Welche Vorkehrungen kannst du treffen, um dich wirklich auf die Praxis einzulassen?
- **Gegenstände für Sicherheit und Geborgenheit:** Manchmal können persönliche Gegenstände, wie ein Lieblingsbuch, ein Foto oder ein kleiner Glücksbringer, dazu beitragen, dass wir uns sicherer und geborgener fühlen. Welche Dinge möchtest du in deinem Wohlfühlkokon haben, die dir ein Gefühl von Heimat und Sicherheit geben?
- **Dauer:** Wenn du dir die Audioübung anhörst, wirst du am Ende der Übung wieder herausgeführt. Wenn du dich selbstständig durch die Übung führst, kann es sinnvoll sein, einen Timer zu stellen. Dazu ist zu jeder Übung eine ungefähre Dauer angegeben. Wähle einen Timer, der möglichst sanft ist und dich nicht zu sehr aus der Entspannung reißt. Falls du nach der Übung schlafen möchtest und schon im Bett liegst, brauchst du natürlich keinen Timer.

Ein Journal oder Tagebuch

Ein Journal ist ein sehr nützliches Hilfsmittel für die Yoga-Nidra-Praxis, da es dir ermöglicht, vor der Übung über deine Intention nachzudenken oder nach der Sitzung deine Gedanken, Gefühle und Erfahrungen festzuhalten. Das Aufschreiben hilft, die Praxis zu reflektieren und Einsichten, die du während der Entspannung gewonnen hast, zu vertiefen. Es bietet eine Möglichkeit, über persönliche Themen oder Intentionen, die während der Praxis auftauchen, nachzudenken und diese zu verarbeiten. Ich gebe dir in diesem Buch zu den jeweiligen Übungen auch ein paar Reflexionsfragen mit, die du jeweils vor oder nach der Praxis für dich beantworten kannst, wann immer das für dich stimmig ist.

Ätherische Öle

Die Verwendung von ätherischen Ölen wie Lavendel, Kamille oder Sandelholz kann das Entspannungserlebnis auf eine tiefere Ebene führen. Diese beruhigenden Düfte entfalten ihre Wirkung über das limbische System, das eng mit Emotionen, Erinnerungen und dem Nervensystem verbunden ist. Ätherische Öle können somit helfen, sowohl den Geist als auch den Körper zu beruhigen und eine friedliche Atmosphäre zu schaffen. Lavendel zum Beispiel ist bekannt dafür, Stress und Angstzustände zu lindern, während Kamille eine sanft entspannende Wirkung hat und Sandelholz durch seine erdigen, warmen Noten die innere Ruhe fördert.

Um diese Düfte in deine Yoga-Nidra-Praxis zu integrieren, kannst du entweder einen Diffusor verwenden, um den Raum sanft mit dem Duft zu füllen, oder ein paar Tropfen des ätherischen Öls auf dein Kissen, deine Decke oder sogar auf deine Pulspunkte auftragen. Diese kleinen, duftenden Begleiter können nicht nur zur Vertiefung der Entspannung beitragen, sondern auch das gesamte Sinneserlebnis verstärken, indem sie dir helfen, dich mehr auf den Moment und die Praxis zu konzentrieren. Düfte haben eine direkte Verbindung zu unserem emotionalen Gedächtnis und können daher auch lang anhaltende Ruhe und Wohlbefinden fördern. Für einen zusätzlichen beruhigenden Effekt kannst du verschiedene Öle kombinieren oder je nach Tageszeit und Stimmung abwechseln. So kannst du deine Praxis auch durch die Sinneswahrnehmung des Riechens unterstützen.

Eine Gewichtsdecke

Gewichtsdecken haben sich als effektive Methode zur Förderung von Entspannung und zur Reduktion von Stress erwiesen. Sie üben durch ihr Gewicht einen gleichmäßigen Druck auf den Körper aus, ähnlich wie eine Umarmung oder ein enges Pucken bei Neugeborenen, was als Tiefendruckstimulation (oder auch Deep-Pressure-Stimulation) bezeichnet wird. Dieser Druck kann das Nervensystem beruhigen, indem er die Produktion von Serotonin und Melatonin fördert und gleichzeitig den Cortisolspiegel senkt. Dadurch können Gewichtsdecken helfen, besser zur Ruhe zu kommen und erholsamer zu schlafen.

Besonders geeignet sind Gewichtsdecken bei chronischem Stress, Angstzuständen, Depressionen und Schlafproblemen wie auch für Personen mit sensorischen Verarbeitungsstörungen, wie sie häufig bei Autismus oder ADHS auftreten. Auch für Menschen, die sich nach einer körperlichen oder emotionalen Entspannung sehnen, kann eine Gewichtsdecke ein beruhigendes Gefühl der Sicherheit bieten.

Allerdings gibt es auch Personen, für die die Verwendung einer Gewichtsdecke weniger geeignet ist. Menschen mit Atembeschwerden, obstruktiver Schlafapnoe, Asthma oder Kreislaufproblemen sollten vor der Verwendung einer solchen Decke Rücksprache mit einem Arzt halten. Auch bei Klaustrophobie kann das Gefühl der Enge durch die Decke unangenehm sein. Kleine Kinder, speziell unter zwei Jahren, sollten aus Sicherheitsgründen keine Gewichtsdecken verwenden, da sie sich darunter möglicherweise nicht selbst befreien können.

Studien haben gezeigt, dass Gewichtsdecken bei der Reduzierung von Stress und Angst helfen können: Eine Metaanalyse von bisherigen Studien zeigte eine signifikante Verbesserung der Schlafqualität durch die Verringerung von Angstzuständen bei Menschen mit psychischen Erkrankungen.[19] Eine weitere Studie fand heraus, dass die Verwendung von Gewichtsdecken zu einer erhöhten Melatoninproduktion und einem besseren Schlaf führen kann.[20] Ob das ausgeschüttete Melatonin tatsächlich die therapeutische Wirkung der Gewichtsdecke erklärt, ist aus wissenschaftlicher Sicht noch unklar. Die Teilnehmer berichteten weder von einer gesteigerten Schläfrigkeit vor dem Einschlafen noch von einer verlängerten

Gewohnheiten schaffen

Diese 10 Tipps können sehr hilfreich sein, um neue Gewohnheiten als festen Bestandteil in deinen Alltag zu etablieren:

1. **Starte klein:** Beginne mit einem winzigen Schritt. Wenn du Yoga Nidra praktizieren möchtest, starte mit nur 5 Minuten täglich. Diese kleine Verpflichtung senkt die Einstiegshürde und hilft, die Gewohnheit zu etablieren.
2. **Mache es sichtbar:** Lege deine Yogmatte an einen Ort, den du täglich siehst. Sichtbare Hinweise erinnern dich daran, zu praktizieren.
3. **Verknüpfe die Yoga-Nidra-Praxis mit einer Gewohnheit:** Verbinde Yoga Nidra mit einer bestehenden Routine. Zum Beispiel könntest du nach dem Zähneputzen am Abend immer eine kurze Yoga-Nidra-Sitzung machen.
4. **Nutze die 2-Minuten-Regel:** Die ersten 2 Minuten sollten so einfach sein, dass es keine Ausreden gibt, nicht anzufangen. Dies könnte bedeuten, sich einfach hinzulegen und eine entspannende Atemübung zu machen.
5. **Setze konkrete Ziele:** Formuliere klar, wann und wo du Yoga Nidra praktizieren wirst. Zum Beispiel: »Ich werde Yoga Nidra jeden Abend um 21 Uhr im Schlafzimmer üben.«
6. **Erleichtere dir die Umsetzung:** Schaffe eine Umgebung, die es dir leicht macht, deine Gewohnheit auszuführen. Halte zum Beispiel deinen Raum ruhig und frei von Ablenkungen.
7. **Schaffe Anreize:** Verbinde Yoga Nidra mit einer kleinen Belohnung. Zum Beispiel könntest du nach jeder Woche regelmäßiger Praxis ein kleines Wohlfühlritual einführen, das dir Freude bereitet.
8. **Baue soziale Unterstützung ein:** Erzähle Freunden oder Familie von deiner neuen Gewohnheit oder finde eine Gruppe, die gemeinsam Yoga Nidra praktiziert. Gemeinsam fällt es leichter, dranzubleiben.
9. **Nutze einen Gewohnheitstracker:** Verfolge deine Fortschritte mit einem Kalender oder einer App. Das visuelle Feedback, das du bekommst, wenn du deine Gewohnheit trackst, motiviert dich, weiterzumachen.
10. **Sei geduldig und bleib dran:** Gewohnheiten brauchen Zeit, um sich zu festigen. Auch wenn es mal Rückschläge gibt, sei nachsichtig mit dir selbst und mache einfach weiter. Die langfristigen Vorteile von Yoga Nidra sind es wert.

Schlafdauer. Insgesamt scheinen Gewichtsdecken einen positiven Effekt zu zeigen. Also probiere es doch einfach mal, um zu sehen, wie es sich anfühlt, wenn dich das neugierig macht.

Die meisten Menschen bevorzugen eine Gewichtsdecke, die etwa 10 Prozent ihres Körpergewichts entspricht. Das ist nur ein ungefährer Anhaltspunkt. Es ist hier wichtig, vor allem deine persönlichen Vorlieben zu berücksichtigen, wenn du nach einer passenden Decke suchst.

Hilfreiche Tipps, die die Praxis erleichtern

Nun hast du dir deinen Wohlfühlkokon geschaffen, dein Lieblingsduft erfüllt den Raum und du bist bereit für Entspannung. Aber egal, wie sehr du dich bemühst – du bist innerlich unruhig. Vielleicht kommen sogar Ängste hoch. Möglicherweise hast du das Gefühl der Unsicherheit, wenn du die Augen schließt. Oder dein Herz pocht bis zum Hals. Vielleicht mag sich einfach nicht die gewünschte Entspannung einstellen, nach der du dich so sehnst. Oder deine Kinder, dein Hund, deine Katze stehen plötzlich im Zimmer. Womöglich schläfst du bei der Praxis ein und erinnerst dich daran, dass du eigentlich wach und bei der Übung bleiben wolltest?

All das sind absolut normale Herausforderungen, die den Yoga-Nidra-Übenden begegnen können. Auch den bereits Geübteren ist das nicht fremd. Und die erste und wichtigste Maßnahme ist: dies zunächst anzuerkennen und sich nicht selbst Vorwürfe zu machen oder zu glauben, es nicht zu »können«. Verstehe diese Momente vielmehr als Einladung, noch einmal einen Schritt zurückzutreten und dich damit auseinanderzusetzen, was dich aktuell wirklich beschäftigt und vielleicht auch belastet.

Oft lassen starke Emotionen, denen Raum gegeben wird, ohne dass wir gegen sie ankämpfen, von selbst wieder nach. Eine passende Metapher dafür ist die chinesische Fingerfalle. Eine chinesische Fingerfalle ist ein zylindrisches Rohr – oft aus Bambus –, welches zwei Finger, die von beiden Seiten hineingesteckt werden, fest umschließt. Und je mehr man versucht, sie herauszuziehen, desto fester zieht sie sich und lässt sich nur durch Entspannung des Rohrs wieder lösen. Es fühlt sich nicht intuitiv an, aber diese Entspannung lässt sich nur dadurch erreichen, sich in die Falle hineinzubewegen.

Stelle dir vor, deine Emotionen sind wie ein Finger in einer dieser traditionellen Fallen: Je mehr du versuchst, den Finger herauszuziehen und gegen die Falle zu kämpfen, desto enger wird sie und desto schwerer wird es, sich zu befreien. Ähnlich ist es mit Emotionen. Je mehr du sie bekämpfst oder unterdrückst, desto stärker und intensiver werden sie. Wenn du stattdessen loslässt und aufhörst, gegen die Falle zu kämpfen, und im übertragenen Sinne einen Schritt darauf zugehst, lockert sich die Spannung und du kannst deinen Finger befreien. Übertragen auf Emotionen bedeutet das: Erlaubst du dir, die Gefühle zuzulassen und einfach da sein zu lassen, löst sich ihre Macht auf und sie verschwinden oft von selbst. Einen Schritt zur Emotion hin und sie wahrzunehmen: Diese Akzeptanz nimmt den Emotionen die Schärfe und die Macht und schafft Raum für innere Freiheit und Gelassenheit.

Übungen zum Einstieg – kleine Momente von Yoga Nidra

Diese Übungen dienen als wertvolle Vorbereitung auf die Yoga-Nidra-Praxis oder als eigenständige Achtsamkeitsrituale, die du in deinen Alltag integrieren kannst. Sie helfen dir, den Geist zu klären, den Körper zu erden und innere Ruhe zu finden. Ob du dich für eine komplette Yoga-Nidra-Praxis vorbereiten möchtest oder einfach nur ein paar Minuten am Tag innehalten willst – diese Übungen sind flexibel einsetzbar und bieten dir die Möglichkeit, mehr Achtsamkeit, Entspannung und Klarheit in dein Leben zu bringen.

Vor einer Yoga-Nidra-Sitzung durchgeführt, unterstützen dich diese Übungen dabei, deinen Körper zu entspannen und deinen Geist zu beruhigen. Sie schaffen den Raum und die innere Stille, die notwendig sind, um tief in die Yoga-Nidra-Praxis einzutauchen. Die Übungen wirken beruhigend, klärend oder erdend und können deiner aktuellen Stimmung und deinen Bedürfnissen angepasst werden. Sie sind optional, du kannst jederzeit auch direkt in die Yoga-Nidra-Übung starten.

Was ist, wenn …

… ich unruhig und ängstlich bin während der Praxis?

- Konzentriere dich auf deinen Atem. Führe vor der Yoga-Nidra-Praxis eine erdende Atemübung durch (»Übungen zum Einstieg«, ab Seite 69). Atme langsam und tief ein und aus, um deinen Geist zu beruhigen.
- Erinnere dich daran, dass Yoga Nidra eine sichere Praxis ist. Es ist normal, dass Ängste oder Unsicherheiten auftauchen. Lass diese Gefühle einfach kommen und gehen, ohne sie zu bewerten. Du kannst dir auch einen beruhigenden Satz wie »Ich bin sicher« oder »Alles ist gut« wiederholen. Du kannst nichts falsch machen.

… ich abgelenkt werde und ständig abschweife?

- Schaffe eine ruhige Umgebung. Schalte alle elektronischen Geräte aus und informiere deine Mitbewohner, dass du ungestört sein möchtest.
- Wenn du merkst, dass dein Geist abschweift, lenke deine Aufmerksamkeit sanft zurück auf die Stimme, die dich durch die Praxis führt, oder auf deinen Atem. Verurteile dich nicht dafür und komme immer wieder sanft zurück, egal wie oft.
- Wenn dich vor der Praxis etwas sehr stark beschäftigt, schreib es dir in ein paar Sätzen vorab von der Seele und gib dir die Erlaubnis, dich später darum zu kümmern. So schaffst du dir für die Zeit der Praxis den nötigen mentalen Freiraum.

… unangenehme Erinnerungen während der Praxis hochkommen?

- Erlaube dir, Emotionen zu fühlen, aber versuche, dich nicht zu sehr in ihnen zu verlieren. Erinnere dich daran, dass du diese Emotionen in einem sicheren Raum erlebst.
- Nach der Praxis kannst du die aufkommenden Gefühle in einem Journal festhalten. Das hilft, die Emotionen zu verarbeiten und Klarheit zu gewinnen.
- Wenn immer oder häufig dieselben Erinnerungen aufkommen und diese sehr belastend sind, kann ein tieferliegendes Trauma dahinterstehen, das wahrscheinlich zusätzliche Begleitung erfordert. Suche dir Unterstützung durch erfahrene Traumatherapeuten.

… es mir schwerfällt, die Augen zu schließen?

- Ein leichtes Tuch oder ein Augenkissen kann sanften Druck auf die Augenlider ausüben und hilft, das Licht abzuschirmen. Das kann das Schließen der Augen erleichtern und ein Gefühl der Ruhe fördern. Du kannst unter dem Kissen oder dem Tuch die Augen auch geöffnet halten.
- Sanftes Blinzeln und dann Augen schließen: Manchmal hilft es, zuerst ein paarmal sanft zu blinzeln und dann die Augen langsam zu schließen. Dies gibt dem Körper Zeit, sich an das Schließen der Augen zu gewöhnen.
- Fixieren eines ruhigen Punkts: Versuche, deinen Blick auf einen ruhigen Punkt oder ein Bild zu richten, bevor du die Augen schließt. Dieser Übergang kann den Prozess erleichtern und beruhigend wirken.
- Licht dimmen: Eine abgedunkelte Umgebung kann das Bedürfnis verstärken, die Augen zu schließen, da sie weniger visuelle Stimulation bietet.
- Augen geöffnet lassen: Sitze angelehnt mit ausgestreckten Beinen und senke den Blick zum Boden. Damit kannst du auch mit geöffneten Augen einen stillen entspannten Fokus halten.

… ich während der Übung körperliche Beschwerden habe?

- Passe deine Lagerung an. Verwende Kissen, Decken oder eine weiche Unterlage, um es dir so bequem wie möglich zu machen. Wenn auch das nicht hilft, übe im Halbliegen auf einem bequemen Sessel oder Bürostuhl.
- Auch wenn das Ziel ist, still zu liegen: Du darfst und sollst natürlich jederzeit deine Position ändern, wenn du Schmerzen oder Unbehagen spürst. Yoga Nidra ist flexibel und es ist wichtiger, sich wohlzufühlen, als starr in einer Position zu verharren.
- Reflektiere über die Stelle und die Art deiner körperlichen Beschwerden. Sind sie vielleicht auch Ausdruck bestimmter Spannungsmuster oder Traumata, die dir innewohnen? Wenn ja, wie kannst du ihnen begegnen?

... ich mit mir und der Praxis zu ungeduldig bin?

- Setze dir keine festen Erwartungen oder Ziele für die Praxis. Erlaube dir, einfach zu sein, ohne etwas erreichen zu müssen. Sei nachsichtig mit dir selbst! Du lernst etwas Neues und das ist nicht automatisch einfach.
- Probiere kürzere Sitzungen aus und arbeite dich dann langsam hoch. Selbst 10 Minuten Yoga Nidra können sehr wirkungsvoll sein.

... ich einschlafe, obwohl ich das gar nicht wollte?

- Wenn du wach bleiben möchtest, um der Übung besser folgen zu können, lege dich nicht zu bequem hin oder praktiziere zu einer Tageszeit, zu der du normalerweise nicht müde bist.
- Auch wenn Yoga Nidra darauf abzielt, dass wir nicht unbedingt während der Übung einschlafen, ist das trotzdem völlig okay. Es ist ein Zeichen deines Körpers, dass er endlich die Ruhe bekommt, die er braucht, um einschlafen zu können.

... ich einfach nicht weiß, wie ich das im Alltag unterbringen kann?

- Beginne mit kurzen Sitzungen, die leicht in deinen Alltag zu integrieren sind, zum Beispiel 5 bis 10 Minuten morgens oder abends.
- Fokussiere dich auf die Übung »Yoga Nidra für schnelle Entspannung« (Seite 67 bis 94), die dafür gedacht ist, auch bei einem vollen Terminkalender Yoga Nidra üben zu können.
- Reflektiere noch einmal mithilfe der Tipps im Kasten »Gewohnheiten schaffen« (Seite 67), wo du vielleicht doch noch Zeit finden kannst, und trage sie dir im Kalender als wiederkehrenden Termin und festen Bestandteil deines Alltags ein.
- Mache Yoga Nidra zu deiner Priorität. Etabliere die Übung als deine Selbstfürsorge-Routine. Deine Auszeit – nur für dich.

Als einzelne Übungen für sich lassen sie sich leicht in den Alltag integrieren. Ob in der Mittagspause, morgens nach dem Aufwachen oder abends vor dem Schlafengehen – diese kleinen Momente der Achtsamkeit helfen dir, stressige Situationen gelassener zu meistern und dich immer wieder mit deinem Inneren zu verbinden. Sie bieten dir eine schnelle und effektive Möglichkeit, dich zu zentrieren und deine innere Balance zu bewahren.

Nimm dir ein paar Minuten Zeit, um die Übungen auszuprobieren, und finde heraus, welche am besten zu dir und deinem Alltag passt. So kannst du die transformative Kraft von Yoga Nidra und die wohltuende Wirkung dieser vorbereitenden Techniken voll ausschöpfen.

Pranayama – erdende Atemübungen

Es gibt verschiedene Atemtechniken, die man eigentlich immer und überall umsetzen kann und die gleichzeitig einen enormen Effekt auf uns haben. Indem man sich aufs Ein- und Ausatmen konzentriert, lässt sich der Geist beruhigen. Durch bewusstes tiefes Atmen lässt sich die Blutzirkulation beeinflussen.

Wechselatmung

In dieser Übung werden die *Nadis* erwähnt. Als *Nadis* werden in der Yogaphilosophie feinstoffliche Energieleitbahnen im Körper bezeichnet, ähnlich wie Nervenbahnen, aber auf energetischer Ebene. In der Yogaphilosophie wird angenommen, dass durch diese Kanäle Lebensenergie, auch *Prana* genannt, fließt. Es gibt sehr viele *Nadis* – je nach Schrift werdent Tausende beschrieben. Drei Haupt-*Nadis* sind besonders wichtig: *Ida*, *Pingala* und *Sushumna*. Durch die Reinigung und Harmonisierung der *Nadis* soll das Energiefeld im Körper gestärkt werden, was zu mehr Balance und Wohlbefinden führt. In

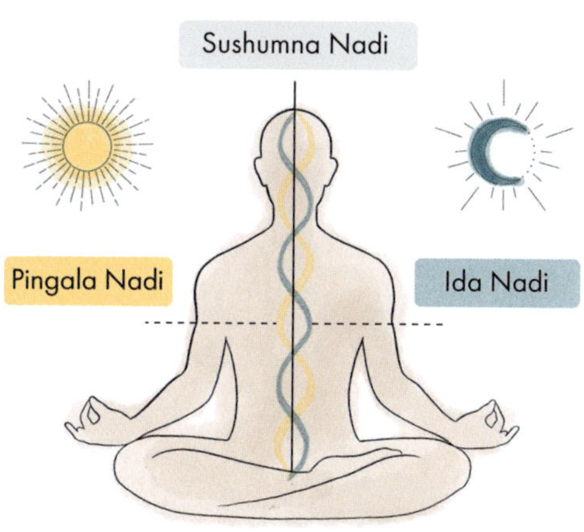

Sushumna, *Ida* und *Pingala Nadi* und die Wirkung von *Nadi Shodhana*

dieser Yoga-Nidra-Übung stellen wir uns vor, wie Licht durch die Nadis fließt, um Blockaden zu lösen und den Energiefluss zu verbessern. Die Atemübung *Nadi Shodhana* soll *Ida* und *Pingala* ausgleichen oder eine von beiden aktivieren, je nach Art der Durchführung.

Diese Technik ist auch bekannt als *Nadi Shodhana*. Durch wechselseitiges Ein- und Ausatmen durch die Nase wird das Nervensystem beruhigt. Energetisch werden dabei gemäß Yogalehre die zwei Energiebahnen *(Nadis) Pingala Nadi* und *Ida Nadi* ausbalanciert. *Pingala Nadi* entspricht dabei dem sympathischen, aktivierenden Nervensystem, dem Yang-Prinzip, und *Ida Nadi* dem Gegenpol, dem entspannenden, parasympathischen Nervensystem, dem Yin-Prinzip.

Wenn du diese Atemübung durchführst, kannst du ihre erdende, beruhigende Qualität erfahren. Wenn du eher müde bist, kann die Atmung dich auch subtil energetisieren.

So geht's

1. Setze dich bequem im Schneidersitz oder auf einem Stuhl hin, mit geradem Rücken und entspannten Schultern. Lege die linke Hand locker auf dein linkes Knie, die Handfläche nach oben.
2. Handhaltung vorbereiten: Mit der rechten Hand formst du das Vishnu-Mudra: Beuge Zeigefinger und Mittelfinger zur Handfläche, sodass Daumen, Ringfinger und kleiner Finger gestreckt bleiben.

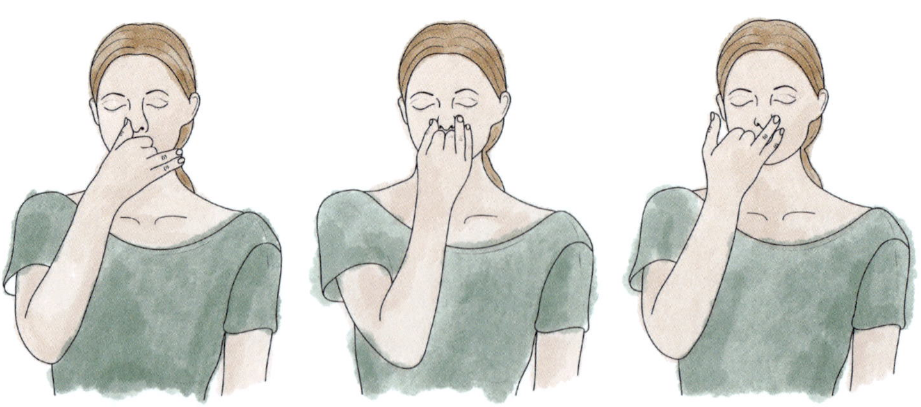

3. Ein Nasenloch verschließen: Schließe mit dem Daumen dein rechtes Nasenloch und atme tief und langsam durch das linke Nasenloch ein.
4. Wechseln: Verschließe dann mit dem Ringfinger das linke Nasenloch, öffne das rechte Nasenloch und atme vollständig aus.
5. Wiederholen: Atme nun wieder durch das rechte Nasenloch ein, verschließe es mit dem Daumen, öffne das linke Nasenloch und atme vollständig aus. Dies zählt als ein Zyklus. Du kannst es dir auch so merken: Einatmen auf derselben Seite wie die Ausatmung, Ausatmung auf der Gegenseite.
6. Wiederhole diesen Zyklus etwa 5 bis 10 Minuten oder so lange, wie es sich angenehm anfühlt.

Worauf du achten solltest

- Atme immer sanft und ohne Anstrengung.
- Konzentriere dich auf den Atemfluss und versuche, ihn gleichmäßig und ruhig zu halten.
- Beginne und beende die Übung, indem du durch das linke Nasenloch ein- beziehungsweise ausatmest.

Langsame Zwerchfellatmung

Diese ruhige, tiefe Atmung aktiviert den Parasympathikus, was zur Entspannung beiträgt und den Geist beruhigt. Sie ist besonders gut geeignet, um den Körper auf die Entspannungsphase in Yoga Nidra vorzubereiten.

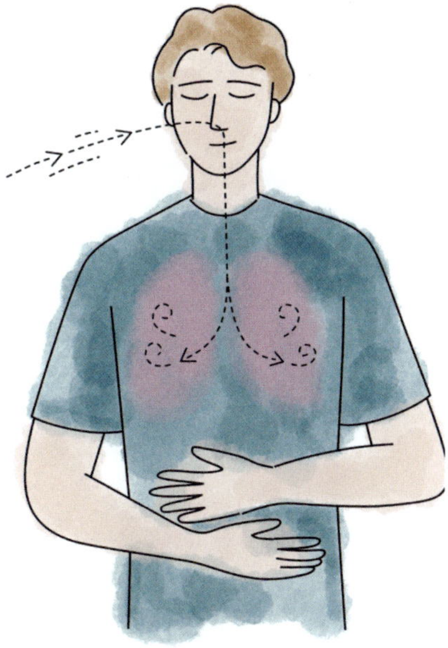

So geht's

1. Setze oder lege dich bequem hin und lege eine Hand auf deinen Bauch. Atme tief durch die Nase ein und spüre, wie sich dein Bauch hebt.
2. Beim Ausatmen senkt sich die Bauchdecke wieder.

Box Breathing: Stelle dir ein Quadrat oder eine Box mit 4 Seiten vor, jede Seite wird mit der gleichen Zeiteinheit für die Dauer des Atemzugs und des Atemhaltens belegt.

- Atme für 4 Sekunden ein, halte für 4 Sekunden an, atme für 4 Sekunden aus, halte wieder für 4 Sekunden. Wiederhole dieses Atemmuster 3 bis 5 Minuten oder bis du Entspannung fühlst.

Dreiecksatmung: Stelle dir diese Atemtechnik wie ein Dreieck vor, bei der jede Seite des Dreiecks mit der gleichen Zeiteinheit belegt wird.

- Atme für 4 Sekunden ein, halte den Atem für 4 Sekunden an, atme für 4 Sekunden aus. Wiederhole diesen Vorgang 3 bis 5 Minuten oder bis du Entspannung fühlst.
- Du kannst auch 3 Sekunden oder 5 Sekunden für das Atemmuster wählen, wenn sich das für dich besser anfühlt.

Bienenatmung: Auch als *Bhramari* bekannt, beruhigt diese Atmung den Geist, lindert Stress und Angst und kann helfen, den inneren Frieden zu fördern, was Yoga Nidra zugutekommt. Durch die sanfte Vibration wird der Vagusnerv aktiviert.

- Atme tief durch die Nase ein und mache beim Ausatmen ein summendes Geräusch, wie das Summen einer Biene. Wiederhole dies mehrere Male.

Eine mögliche, häufig gezeigte Handhaltung für *Bhramari-Pranayama* ist die folgende: Die Daumen sind auf oder im Gehörgang, die Handflächen vor dem Gesicht. Die Finger werden sanft über das Gesicht aufgefächert: Der Zeigefinger und der Mittelfinger werden sanft über Augenbrauen und Augen gelegt. Ringfinger und kleiner Finger können im Bereich der Nasenflügel und Oberlippe aufliegen. Diese Handhaltung kann helfen, noch etwas mehr in sich zu kehren. Durch den leichten Druck auf die Augen kann noch eine leichte Vagusnervstimulation erfolgen. Achte hierbei darauf, nur einen sanften Druck durch das Gewicht der Finger auszuüben.

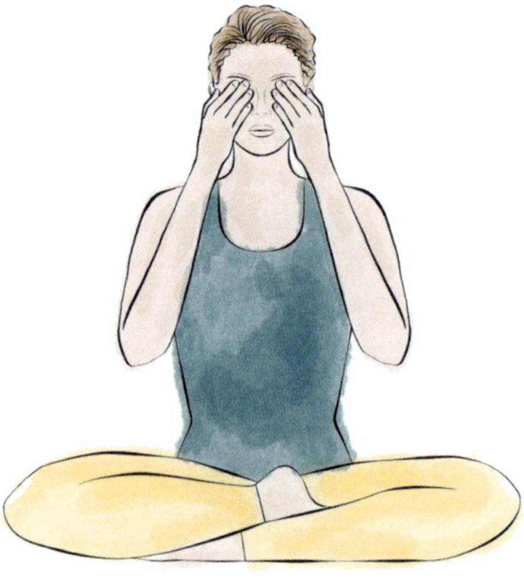

Wenn du diese Übung im Sinne von *Pratyahara* (Zurückziehen der Sinne ins Innere) noch etwas stärker intensivieren möchtest, dann verschließe deine Ohren, indem du deine Zeige- oder Mittelfinger sanft auf den Knorpel vor deinem Gehörgang legst oder sanft in den Gehörgang steckst. Damit hörst du dein Summen noch intensiver, was beruhigend wirken kann und deinen Fokus nach innen bringt.

Asanas – beruhigende Körperhaltungen

Auch über bestimmte Körperhaltungen können wir in einen Zustand der Entspannung finden. Besonders, wenn es ¡dir nach einem langen Tag schwerfällt, still zu liegen oder wenn du am Morgen direkt in Bewegung kommen möchtest. Bleibe jeweils 3 bis5 Minuten in der Pose.

Makarasana – Krokodilpose

Die Krokodilpose hilft, den Rücken zu entlasten, und fördert tiefe Entspannung.

So geht's

1. Lege dich auf den Bauch, kreuze die Arme vor dir und lege die Stirn auf deine Hände, oder strecke die Arme nach vorn aus und lege eine Wange oder die Stirn auf den Boden.
2. Deine Beine können parallel sein, weiter zusammen, sodass sich die Zehen berühren, oder weiter auseinander – je nachdem, was sich für dich gut anfühlt.
3. Atme tief und gleichmäßig in die Zwerchfellgegend. Fühle die Bewegung deines Bauchs gegen die Matte. Bleibe einige Minuten in der Position und fokussiere dich auf die Atmung.

Worauf du achten solltest

- Halte Nacken und Schultern entspannt.
- Wenn deine Arme ausgestreckt sind und deine Wange auf dem Boden liegt, wechsle nach der Hälfte der Zeit auf die andere Wange.
- Komme behutsam aus der Pose, um deine Schultern zu schonen.

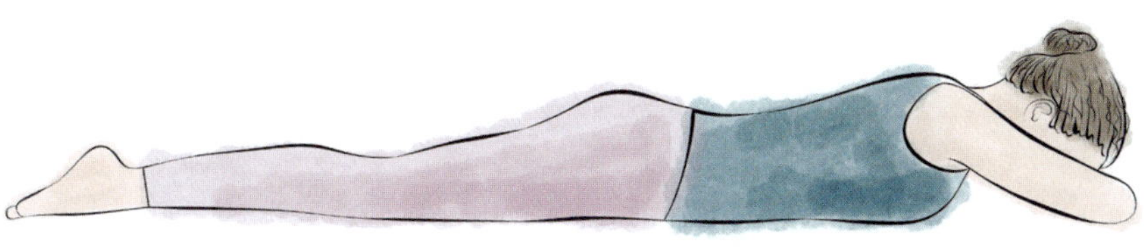

Balasana – Kindshaltung

Die Kindshaltung ist eine wunderbare Möglichkeit, zur Ruhe zu kommen und sich selbst eine kleine Auszeit zu gönnen. Nutze sie, wann immer du das Bedürfnis nach Entspannung verspürst.

So geht's

1. Beginne im Fersensitz. Setze dich auf deine Fersen, sodass deine großen Zehen sich berühren. Deine Fußrücken liegen dabei flach auf dem Boden. Deine Knie können zusammenbleiben oder mattenbreit auseinandergehen, je nachdem, was sich für dich angenehmer anfühlt.
2. Atme ein und richte deinen Oberkörper auf. Beim Ausatmen beuge dich langsam mit rundem Rücken nach vorn. Lass deinen Oberkörper nach unten sinken, bis deine Stirn den Boden berührt. Falls es für dich angenehmer ist, kannst du deine Stirn auch auf einem Block oder einem Kissen ablegen.

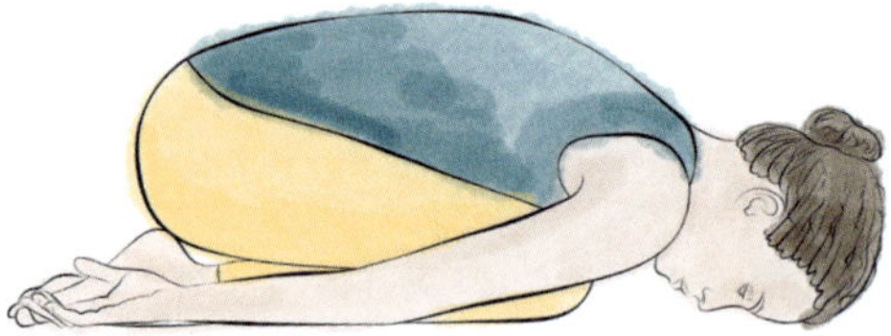

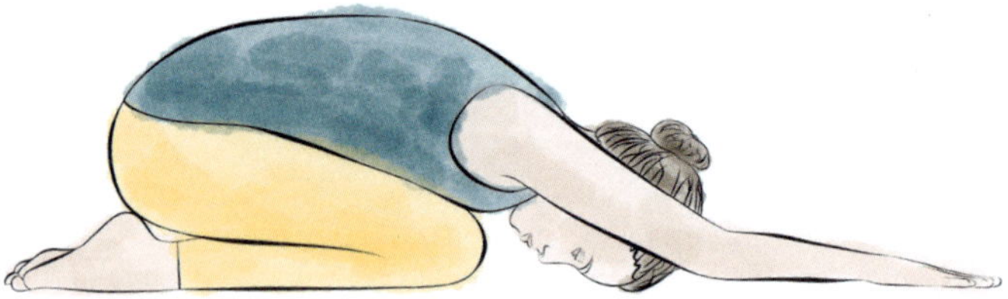

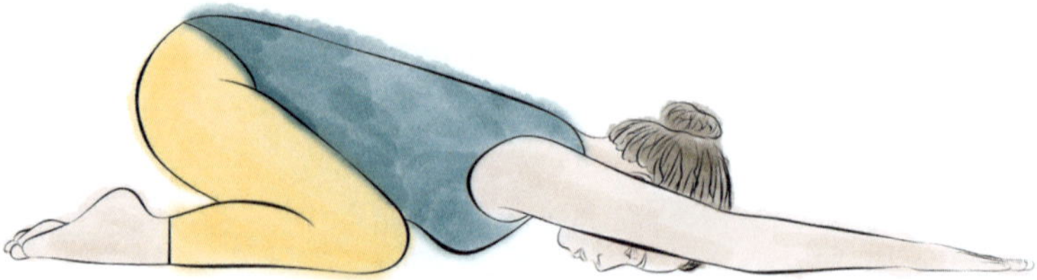

3. Strecke deine Arme nach vorn aus, sodass die Handflächen auf dem Boden ruhen, oder lege sie mit nach oben gedrehten Handflächen neben deinem Körper ab. Wähle die Position, die für dich am entspannendsten ist.
4. Schließe die Augen und atme tief und gleichmäßig ein und aus. Spüre, wie sich dein Rücken bei jedem Atemzug sanft dehnt und entspannt. Bleibe für ein paar Atemzüge in dieser Haltung, oder auch länger, wenn es sich gut anfühlt.

Worauf du achten solltest

- Halte deinen Nacken entspannt und vermeide es, zu viel Druck auf die Stirn auszuüben.
- Falls deine Hüften oder Knie sich angespannt anfühlen, lege ein Kissen, ein Bolster oder eine gefaltete Decke zwischen deine Oberschenkel und Waden, um mehr Unterstützung zu haben.
- Lass deine Atmung ruhig fließen und lass bei jedem Ausatmen noch ein bisschen mehr Anspannung los.

Viparita Karani – halber Schulterstand

Diese Übung wird oft auch »Beine an der Wand« genannt. Diese passive Umkehrhaltung beruhigt das Nervensystem und lindert Stress. Sie ist besonders wohltuend für Menschen, die viel stehen oder gehen, und hilft, die Beine zu entlasten.

Du kannst die Übung an einer Wand durchführen, wenn das nicht möglich ist, geht auch die Variante ohne Wand.

So geht's

An der Wand:

1. Lege dich zunächst mit angewinkelten Beinen auf deine linke oder rechte Körperseite vor eine Wand, sodass dein Gesäß und deine Füße die Wand berühren.
2. Drehe dich dann auf den Rücken. Dein Gesäß sollte möglichst nah an der Wand bleiben. Strecke deine Beine langsam Richtung Decke aus, bis sie komplett gestreckt sind. Du kannst deine Füße ganz entspannt lassen oder, wenn du magst, die Füße strecken, sodass die Zehen nach oben zeigen (Ballerinafuß).

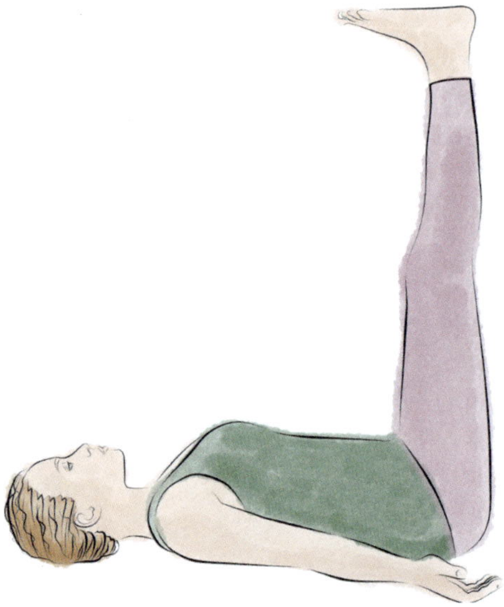

Ohne Wand:

1. Liege flach auf dem Rücken. Ziehe deine Knie zur Brust. Strecke deine Beine langsam nach oben aus. Du musst deine Beine nicht gestreckt halten, sondern kannst deine Knie ein klein wenig beugen. Lass deine Beine schweben und leicht werden.
2. Alternativ kannst du dein Becken etwas erhöhen, indem du dein Kreuzbein auf einem Block, einem Kissen, einer gefalteten Decke oder einem Bolster gut erdest und dann die Beine anhebst.

Worauf du achten solltest

- Bei nicht gut eingestelltem hohem Blutdruck kann diese Übung zu belastend sein.
- Auch bei Glaukom (grünem Star) wird von dieser Übung abgeraten.

Shake it off

Auch wenn sich ausschütteln nicht zum klassischen Yoga gehört, so ist es doch eine meiner liebsten Bewegungsübungen, denn es lockert, belebt und befreit. Schütteln hilft, um dem Bewegungsdrang vor der Beruhigung des Geistes ein Ventil zu geben. Es löst innere Anspannung und muskuläre Verspannungen. Und es hilft bei Lethargie und Müdigkeit, wieder in Schwung zu kommen.

Fange im Stehen an, dich auszuschütteln. Beginne bei den Schultern, schüttle dann die Arme, wippe dann in den Knien und lass deinen Kopf sanft mitschütteln. Du kannst rhythmisch zu Musik schütteln oder ohne bestimmten Rhythmus, ganz wie du magst.

1. Atme scharf und hörbar durch den Mund ein, als ob du die Luft durch einen Strohhalm saugen würdest.
2. Und atme auf »haaaahh« durch den Mund aus.

Bodyscan – komme in die Körperverbindung

Mache diese 5-Minuten-Übung zur Körperwahrnehmung immer mal wieder zwischendurch, als erste Routine morgens direkt nach dem Aufwachen oder wenn du abends das Licht ausmachst.

So geht's

1. Liege in *Shavasana*: Lege dich flach auf den Rücken, Beine leicht gespreizt, Arme entspannt neben dem Körper, Handflächen zeigen nach oben. Schließe die Augen, lass die Füße locker nach außen fallen und entspanne bewusst jeden Teil deines Körpers. Spüre, wie dein Nabel sich mit der Einatmung hebt und mit der Ausatmung wieder senkt.
2. Wandere mit deiner Aufmerksamkeit durch deinen Körper: Beginne bei den Zehen, gehe weiter bis zu den Fingerspitzen und bis zum Scheitel des Kopfes.
3. Nimm wahr, wo Anspannung im Körper steckt. Sende deinen Atem sanft dorthin und atme in diese Spannung. Versuche, mit der Ausatmung etwas Spannung loszulassen.
4. Reflektiere nach der Übung: Wo hast du Leichtigkeit verspürt? Wo Schwere? Wo Anspannung oder Beengung? Kamen bei bestimmten Körperarealen Emotionen und Gedanken auf und wie haben sich diese angefühlt?

Journaling – Reflexionsfragen

Journaling kann eine wunderbare Ergänzung zu deiner Yoga-Nidra-Praxis sein. Es bietet dir die Möglichkeit, die Erfahrungen und Einsichten, die während der Entspannungsübung auftauchen, tiefer zu erforschen. Indem du dir nach einer Yoga-Nidra-Session bewusst Zeit zum Schreiben nimmst, kannst du reflektieren, was in dir vorgeht, welche Gedanken oder Gefühle aufkommen und wie sich dein innerer Zustand verändert hat.

Diese Selbstreflexion hilft nicht nur dabei, Klarheit über die eigenen Bedürfnisse und Wünsche zu erlangen, sondern fördert auch das Bewusstsein für persönliche Entwicklung und Wachstum. Das Schreiben kann eine Art Ventil sein, um alles loszulassen, was dich beschäftigt, und gleichzeitig eine Brücke schlagen zwischen deinem bewussten und unbewussten Selbst. Es ist ein großartiges Werkzeug, um alte Muster zu erkennen und neue Perspektiven zu gewinnen.

Auch das ist Yoga Nidra

Das, was wir durch Yoga Nidra lernen, wie zum Beispiel Loslassen und Akzeptanz, kann auf vielfältige Weise in den Alltag integriert werden. Ein einfaches Beispiel ist das bewusste Atmen in stressigen Momenten. Wenn wir uns überfordert fühlen, können wir kurz innehalten und ein paar tiefe Atemzüge nehmen, um uns zu zentrieren und den Stress loszulassen. Auch das Bewusstsein dafür, regelmäßig Pausen einzulegen und sich bewusst zu entspannen, sei es durch eine kurze Yoga-Nidra-Sequenz oder einfach durch Hinlegen und Augen-Schließen. Akzeptanz, ein weiteres zentrales Prinzip von Yoga Nidra, kann geübt werden, indem wir lernen, Dinge so zu akzeptieren, wie sie sind, ohne ständig zu versuchen, alles zu kontrollieren oder zu verändern. Das hilft uns, flexibler zu sein und mit den natürlichen Veränderungen des Lebens besser umzugehen.

Inspirationen zur Reflexion

Vielleicht können dich die folgenden Fragen inspirieren und du kannst sie nutzen, um deine Gedanken zu ordnen, tiefer in dich selbst hineinzuhorchen und die transformative Kraft von Yoga Nidra voll auszuschöpfen. Ob direkt nach der Praxis oder zu einem anderen ruhigen Moment – deine Antworten können dir wertvolle Einsichten und Klarheit schenken.

- Was motiviert mich dazu, Yoga Nidra auszuprobieren oder regelmäßig zu praktizieren?
- Welche Veränderungen wünsche ich mir durch die Praxis von Yoga Nidra in meinem Leben?
- Wie fühle ich mich vor und nach einer Yoga-Nidra-Einheit?
- Welche spezifischen Herausforderungen oder Stressfaktoren möchte ich mit Yoga Nidra angehen?
- Wie definiere ich für mich persönlich Entspannung und Erholung?
- Gibt es bestimmte Gedankenmuster oder Emotionen, die ich in meiner Yoga-Nidra-Praxis beobachten möchte?
- Wie kann ich die Prinzipien von Yoga Nidra, wie Loslassen und Akzeptanz, in meinem Alltag anwenden?

KAPITEL 3

Wohltuende Flows für deine Praxis

Eine Praxis für jede Stimmung

Hier findest du acht verschiedene Yoga-Nidra-Flows, die alle einen etwas unterschiedlichen Fokus und eine bestimmte Intention haben. Sie sind unterschiedlich lang – also ist auch für jedes Zeitbudget etwas dabei. Die Übungen sind alle detailliert beschrieben – für den Anfang empfehle ich dir, die Audioübungen anzuhören. Wenn du später lieber in Stille übst, bist du dann bereits mit dem Inhalt vertraut und kannst dich selbst durch die Praxis leiten. In diesem Fall ist es vor allem am Anfang hilfreich, einen Timer zu stellen. Wähle einen sanften Weckton oder nur eine Vibration, um dich nicht allzu abrupt aus der Entspannung zu reißen. Mit der Zeit wirst du ein Gespür für die Dauer deiner Praxis entwickeln.

So sind die Übungen aufgebaut

Zu jeder Übung kannst du eine passende Vor- und Nachbereitung durchführen, wenn dir danach ist. Die vorbereitenden Posen, Atemübungen und auch die Reflexionen können dir die Übung zum einen erleichtern, zum anderen intensivieren. Sie sind jedoch nicht unbedingt erforderlich für die Übung an sich. Ich empfehle dir, die eine oder andere Zusatzübung einfach mal auszuprobieren.

Die Yoga-Nidra-Flows sind so aufgebaut:

- **Vorbereitende Übungen,** wie zum Beispiel 2 bis 3 Haltungen (»Asanas – beruhigende Körperhaltungen«, ab Seite 77), eine kurze Selbstmassage oder auch eine Bewegungsübung.
- **Eine vorbereitende Atemübung** im Sitzen oder Liegen. Die Anleitung dazu findest du jeweils im vorigen Kapitel.
- **Die Anleitung** für 20 bis 40 Minuten Yoga Nidra in liegender *Shavasana*-Pose. Höre dir dazu die Audiodatei an, später kannst du dich mit etwas Übung selbst durch die Praxis leiten, wenn du magst.
- **Reflexionsfragen** für vor oder nach der Praxis geben noch einmal mehr Raum für die Wirkung der Übung. Du kannst alle oder nur ein paar der Fragen beantworten – je nachdem, welche dir in dem Moment am meisten zusagen.

Die Yoga-Nidra-Übungen selbst sind nach dem folgenden Schema aufgebaut:

1. **Zur Ruhe kommen:** über die Atmung Spannung und äußere Faktoren loslassen. Erlaube dir, jetzt abschalten zu dürfen und nichts erreichen zu müssen. Diese innere Erlaubnis ist der erste Schritt zum Loslassen.
2. **Den Fokus nach innen richten:** *Pratyahara*, das »Zurückziehen der Sinne«. Bringe die Aufmerksamkeit von den äußeren Sinneseindrücken weg und richte sie nach innen.
3. **Ein Sankalpa bestimmen:** eine Intention, die du über die Praxis verfestigen möchtest. *Sankalpa* bedeutet »fester Vorsatz« oder »intentionale Entschlossenheit«. Es ist eine bewusste, positive Absicht, die du für dich selbst formulierst, um eine bestimmte Richtung oder Energie in deinem Leben zu lenken. Es geht hier um tief verwurzelte, innere Wünsche oder Ziele, die im Einklang mit deinem wahren Selbst stehen. Formuliere dazu einen Satz wie zum Beispiel »Ich bin in Balance« oder »Ich finde innere Ruhe«. Ein *Sankalpa* wirkt auf eine tiefere Ebene deines Bewusstseins und unterstützt Veränderungen von innen heraus. Zu Beginn und auch während der Übung bekommst du ein passendes *Sankalpa* vorgeschlagen. Dies dient als Inspiration für dich. Du kannst sehr gern ein anderes *Sankalpa* für dich formulieren, wenn es für dich besser passt.
4. **Rotation des Bewusstseins:** Durch den Körper wandern – Körperreise oder Bodyscan. Du wirst dazu angeleitet, die Aufmerksamkeit durch den gesamten Körper zu lenken – schweifend und ohne Anheftung. Das bedeutet, dass du deine Wahrnehmung von einem Körperteil zum nächsten führst, ohne an einem bestimmten Punkt zu verhaften oder länger zu verweilen. Du registrierst einfach jede Empfindung, ohne zu bewerten oder dich in Gedanken darüber zu verlieren.
5. **Mantra:** Hin und wieder verwenden wir ein Mantra während der Übung. Ein Mantra ist ein Wort oder ein Satz, das oder der hilft, den Geist zu fokussieren und innere Ruhe zu finden. Dies kann als eine Art »geistiges Werkzeug« betrachtet werden, das dabei hilft, Ablenkungen loszulassen und sich auf das Hier und Jetzt zu konzentrieren. Mantras haben oft eine bestimmte Bedeutung, die helfen soll, gewisse positive Zustände zu fördern, wie zum Beispiel Entspannung, innere Stärke oder Klarheit. Manche Mantras sind in alten Sprachen wie Sanskrit verfasst, aber die Bedeutung

muss nicht unbedingt intellektuell verstanden werden – es geht mehr darum, wie der Klang wirkt, und um das Gefühl, das er hervorruft. Mantras werden auch mit Frequenzen und Schwingungen in Verbindung gebracht, wie zum Beispiel auch das bekannte Mantra *AUM* (»Om«). Probiere es mal aus: Töne einmal für dich zum Beispiel »Ooooom« und spüre, wo du die Vibration und Schwingung spüren kannst. Ein Mantra können wir laut oder lautlos sagen. In den Yoga-Nidra-Übungen stellst du es dir lautlos vor.

6. **Visualisieren:** Hierbei wirst du durch mentale Bilder geführt, oft Naturbilder, Symbole oder Szenen, die positive Gefühle auslösen. Diese Visualisierungen helfen, den Geist zu beruhigen, indem sie ihn sanft beschäftigen und von Alltagsgedanken weglenken.
7. **Atembewusstsein:** Hier wirst du dazu angeleitet, dir deine Atmung bewusst zu machen und mit einer Visualisierung oder einem Gefühl zu verknüpfen. Du wirst manchmal auch dazu aufgefordert, Zahlen rückwärts zu zählen. Das gibt dir in der tiefen Entspannung einen sanften Fokus, um die Aufmerksamkeit aufrechtzuerhalten.
8. **Externalisierung:** Dabei wird der Fokus wieder nach außen gerichtet. Du wirst sanft wieder aus der Praxis herausgeholt, indem deine Aufmerksamkeit wieder nach außen geleitet wird. Gib dir danach noch einen Moment, um wieder richtig aufzuwachen, sofern du die Übung nicht vor dem Einschlafen durchführst.

Yoga Nidra für schnelle Entspannung

Warum diese Übung?

Schnelle Entspannung klingt fast schon widersprüchlich. Es soll so viel bedeuten wie: Du brauchst nicht viel Zeit für diese Übung und trotzdem kannst du damit Ruhe finden im Alltag.

Diese kurze Yoga-Nidra-Übung lässt sich fast immer und überall integrieren – sei es während der Mittagspause, mal eben zwischendurch oder auch auf Reisen. Du brauchst nicht unbedingt viel Zeit, um Yoga Nidra in deinen Alltag einzubauen. Diese Übung ist so gestaltet, dass sie auch in intensiven Phasen deines Lebens, wenn du vielleicht das Gefühl hast, keine Zeit zu haben, möglich ist. Gerade in Zeiten, in denen alles auf einmal auf dich einprasselt – sei es eine stressige Arbeitsphase, eine bevorstehende Projekt-Deadline, eine familiäre Herausforderung oder große Veränderungen wie ein Umzug, eine Trennung oder eine Krankheit –, möchte ich dich ermutigen, dir trotzdem kleine Momente zu nehmen, um dein Nervensystem zu regulieren.

Auch wenn du denkst, dass Entspannung für dich schwierig ist, oder du das Gefühl hast, dich in der Übung nicht sofort fallen lassen zu können – mache dir keine Sorgen. Das ist ganz normal, vor allem am Anfang. Es kann eine Weile dauern, bis sich dein Körper und Geist an diesen Zustand gewöhnen. Aber je regelmäßiger du dranbleibst und dir diese kleinen Pausen gönnst, desto schneller wirst du merken, dass du deinen »Entspannungsknopf« immer leichter und schneller finden kannst.

Es ist wichtig, die Idee loszulassen, dass nur lange Übungszeiten wirklich effektiv sind. Viele Menschen glauben, dass nur eine einstündige Praxis oder ein ausgedehntes Training den gewünschten Effekt haben. Aber das führt schnell dazu, dass wir glauben, keine Zeit dafür zu haben. Besonders wenn wir schon am Morgen darüber nachdenken, was alles erledigt werden muss, erscheint selbst eine 20-minütige Übung völlig unrealistisch. Deshalb möchte ich dich einladen, all die kleinen Momente, die ich dir bereits im vorherigen Kapitel vorgestellt habe, ebenso als vollwertige Yogapraxis zu betrachten. Selbst ein kurzer Moment des Innehaltens und ein paar bewusste Atemzüge, zum Beispiel eine Zwerchfellatmung, können bereits eine große Wirkung haben.

Wenn du diese kleinen Momente der Mini-Transformationen in deinen Alltag einlädst, wirst du feststellen, dass du nach und nach immer mehr Raum für längere Pausen und Übungseinheiten schaffen kannst. So entwickelst du mit der Zeit eine Routine, die dir nicht nur hilft, in stressigen Phasen Ruhe zu finden, sondern auch langfristig dein Wohlbefinden steigert. Und wenn es wirklich gar nicht möglich ist, eine längere Einheit einzulegen, dann kehre einfach zu der kleinsten möglichen Übung zurück. Es ist völlig in Ordnung, auch nur ein paar Minuten für dich zu finden. Jede kleine Pause zählt, und alles, was du tust, trägt zu deinem Wohlbefinden bei.

Denke daran: Es geht nicht darum, wie lange du praktizierst, sondern dass du überhaupt anfängst, dir diese Momente zu gönnen. Jeder kleine Schritt, den du machst, bringt dich näher zu mehr innerer Ruhe und Ausgeglichenheit.

Vorbereitung

Stelle sicher, dass du 10 Minuten ungestört sein kannst. Wenn du unterwegs bist, empfehle ich dir Kopfhörer mit Noise-Cancelling, damit du dir zumindest einen akustischen Kokon schaffen kannst. Eine Schlafbrille oder Schlafmaske kann dir auch helfen, schneller in die Entspannung einzutauchen.

Für schnelle Entspannung

Dauer: circa 10 Minuten

m-vg.de/link/nidra_1

Nimm dir einen Moment Zeit, dort anzukommen, wo du gerade bist.
Spüre die Unterlage, auf der du liegst oder sitzt.
Schließe deine Augen oder blicke auf einen Punkt vor dir am Boden oder Richtung Nasenspitze.
Lass dich noch etwas tiefer in die Unterlage sinken.

Vertiefe deine Atmung und sinke mit jeder Ausatmung noch ein Stückchen tiefer.
Einatmen, frische Energie.
Ausatmen, loslassen.
Einatmen, Vitalität.
Ausatmen, loslassen.
Einatmen, Fülle.
Ausatmen, loslassen.

Lass deinen Atem ganz sanft werden.
Lass deinen Atem weiter natürlich fließen.
Einatmen durch die Nase und ausatmen durch die Nase.
Spüre, wie sich der sanfte Luftstrom im Bereich in und unterhalb deiner Nasenlöcher anfühlt.
Wie die Luft einströmt.
Wie die Luft ausströmt.
Vielleicht spürst du einen Unterschied der Temperatur der Atemluft bei der Ein- und bei der Ausatmung.

Bleibe für ein paar Atemzüge bei diesem sanften Fokus.

Nimm nun die Geräusche in deiner Umgebung wahr.
Nimm die Geräusche wahr, die weiter entfernt sind, außerhalb deines Raumes.
Nimm die Geräusche wahr, die unmittelbar in deiner Umgebung sind.
Nimm die Geräusche wahr, die du in dir hören kannst. Deinen Atem, deinen Herzschlag.

Beobachte deinen Atem, wie er durch die Nase einströmt.
Spüre, wie er in deine Lungen fließt und dann wieder hinausströmt.
Du musst nichts tun, nur den Atem beobachten.

Spüre, wie dein Bauch sich beim Atmen hebt und senkt.

Lass deine Aufmerksamkeit durch den Körper wandern.
Wandere dabei von einer Stelle zur nächsten, ohne an einer Stelle zu verweilen oder etwas zu ändern.

Rechter Daumen, Zeigefinger, Mittelfinger, Ringfinger, kleiner Finger.
Rechte Hand.
Handgelenk.
Unterarm.
Ellenbogen.
Oberarm.
Rechte Schulter.
Rechte Achselhöhle.
Rechte Brust, Taille, Hüfte.
Rechter Oberschenkel.
Knie.
Unterschenkel.
Fußgelenk.
Rechter großer Zeh, zweiter Zeh, dritter Zeh, vierter Zeh, fünfter Zeh.
Linker Daumen, Zeigefinger, Mittelfinger, Ringfinger, kleiner Finger.
Linke Hand.
Handgelenk.
Unterarm.
Ellenbogen.
Oberarm.
Linke Schulter.
Linke Achselhöhle.
Linke Brust, Taille, Hüfte.
Linker Oberschenkel.
Knie.
Unterschenkel.
Fußgelenk.
Linker großer Zeh, zweiter Zeh, dritter Zeh, vierter Zeh, fünfter Zeh.

Die Krone deines Kopfes.
Stirn.
Augenlider.

Nasenspitze.
Oberlippe.
Zunge.
Unterlippe.
Unterkiefer.
Ohren.
Hinterkopf.
Nacken.
Oberer Rücken.
Mittlerer Rücken.
Unterer Rücken.
Gesäß.

Ganzer Oberkörper.
Rechter Arm.
Linker Arm.
Beide Arme zusammen.
Rechtes Bein.
Linkes Bein.
Beide Beine zusammen.

Der ganze Körper.
Der ganze Körper.
Der ganze Körper.

Spüre deinen Atem.
Fühle mit jeder Einatmung, wie du neue Energie zu dir nimmst.
Lass mit jeder Ausatmung los, was du nicht mehr brauchst.
Jede Einatmung lässt dich spüren, dass du voller Leben bist.
Jede Ausatmung gibt dir die nächste Möglichkeit, noch etwas mehr loszulassen.

Beginne bei der Zahl 12 und zähle rückwärts:

Einatmen, 12.
Ausatmen,12.
Einatmen, 11.
Ausatmen, 11.

Mit jedem Ausatmen löst sich etwas von der Spannung aus deinem Körper und deinem Geist.
Wenn du bei 0 angekommen bist, sind Körper und Geist vollständig entspannt.
Wenn du dich verzählst, beginne einfach wieder bei 12.
Sobald du bei 0 bist, spüre nach und erlaube dir noch einen Moment der Ruhe.

Beginne nun langsam, aus der Meditation zurückzukehren.
Nimm den Übergang bewusst wahr.
Spüre deinen Atem.
Spüre deinen Körper.
Spüre die Erde unter dir.
Beginne, 1 bis 2 Minuten tiefer zu atmen.
Fange an, deine Finger und Zehen zu bewegen.

Drehe dich sanft auf deine rechte Seite und setze dich langsam auf.
Strecke dich aus, wenn du magst, und komme zurück ins Hier und Jetzt.

Reflexion

1. Wie fühle ich mich nach dieser Übung?
2. Wie kann ich mir diese Übung als regelmäßiges Ritual ermöglichen? Was brauche ich dafür?
3. Welche Gedanken kamen während dieser Übung auf und warum?

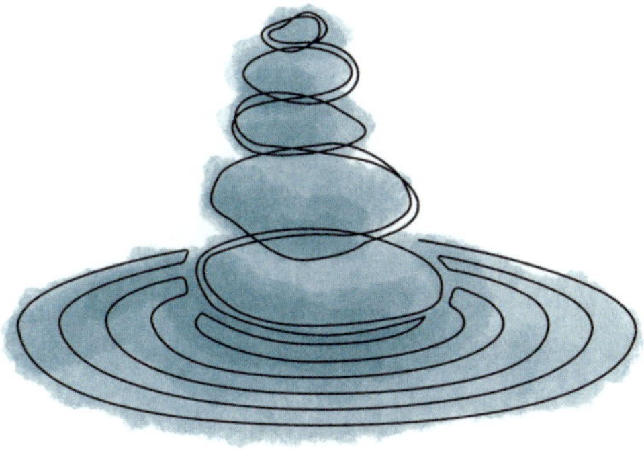

Yoga Nidra für Erdung und Stabilität

Warum diese Übung?

- Bei Angst, Stress und Gedankenkarussell, wenn du sehr viel um die Ohren hast
- Für mehr Präsenz, Stabilität und Verbindung mit dem eigenen Körper
- Für einen guten Start in den Tag

Diese Yoga-Nidra-Einheit ist besonders hilfreich, wenn du das Gefühl hast, dass dein Leben gerade aus den Fugen gerät – bei Angst, Stress oder wenn deine Gedanken ständig um dasselbe Thema kreisen und du nicht zur Ruhe kommst. Wenn du das Gefühl hast, dass du viel zu viel zu tun hast und kaum noch Zeit oder Raum für dich selbst findest, kann diese Übung dir helfen, wieder mehr zu dir zu kommen. Sie eignet sich besonders gut, um mehr Präsenz, innere Stabilität und eine tiefere Verbindung zu deinem Körper zu schaffen. Gerade für einen guten Start in den Tag kann diese Praxis eine wunderbare Grundlage legen.

Diese Yoga-Nidra-Einheit hilft dir, dich zu erden, was bedeutet, dass du innerlich wieder mehr Stabilität findest. »Sich erden« ist ein Ausdruck, der oft verwendet wird, um das Gefühl zu beschreiben, wieder in Kontakt mit der eigenen Mitte zu kommen. Es bedeutet, sich bewusst mit dem Moment zu verbinden, mit dem Hier und Jetzt, anstatt von Gedanken über die Zukunft oder die Vergangenheit abgelenkt zu werden. Der Ausdruck kommt aus der Vorstellung, dass man, ähnlich wie ein Baum, der tiefe Wurzeln in die Erde schlägt, durch diese Verbindung Stabilität und innere Ruhe finden kann. Wie ein Baum, der durch seine Wurzeln fest verankert ist und auch bei Sturm und schlechtem Wetter nicht so leicht umgeworfen wird, kannst auch du durch das »Erden« mehr Halt im Alltag gewinnen.

Sorgen, Ängste und Stress im Alltag führen oft dazu, dass wir in unserem Kopf gefangen sind. Wir denken unentwegt über Probleme nach, die vielleicht nie eintreten, oder wir grübeln über Vergangenes, das längst geschehen ist und sich nicht mehr ändern lässt. Oft verlieren wir dabei den Kontakt zu unserem Körper und unserem Gefühl. Besonders in stressigen Situationen oder wenn wir vor großen Herausforderungen stehen, brauchen wir diesen Kontakt zu uns selbst, um nicht überwältigt zu werden. Erdung und die bewusste Wahrnehmung deines Körpers können dir dabei helfen, wieder etwas Abstand von all den belastenden Gedanken und Emotionen zu gewinnen. Durch diese Übung kannst du lernen, wieder mehr bei dir selbst anzukommen und deinen Geist zu beruhigen.

Eine tiefere Verbindung zu deinem Körper bedeutet auch, dass du besser in der Lage bist, die Signale deines Körpers wahrzunehmen. Dein Körper gibt dir oft Hinweise darauf, wann es Zeit ist, eine Pause zu machen, wann du erschöpft bist oder wann du dich überlastet fühlst. In unserer hektischen Welt überhören wir diese Signale jedoch häufig, weil wir so sehr mit dem Denken und Planen beschäftigt sind. Durch diese Yoga-Nidra-Übung lernst du, diese Körpersignale wieder bewusster wahrzunehmen und zu verstehen, wann es Zeit ist, innezuhalten und auf dich selbst zu achten.

Vorbereitung

Balasana – Kindspose

Lege deine Stirn auf einem Block oder auf dem Boden ab. Spüre bewusst den leichten Druck auf der Mitte deiner Stirn und lass dich mit jeder Ausatmung über diesen Kontaktpunkt gefühlt etwas tiefer sinken. Lass mit jeder Ausatmung etwas mehr Anspannung los. Verweile 2 bis 3 Minuten in dieser Haltung. Eine ausführliche Übungsbeschreibung findest du auf Seite 78.

Wechselatmung

Sitze im Schneidersitz oder auf einem Stuhl mit aufrechtem Rücken. Gern auch an eine Wand gelehnt. Spüre den Kontakt zur Unterlage über deine Sitzbeinhöcker beziehungsweise dein Gesäß. Wenn du auf einem Stuhl sitzt, spüre bewusst den Kontakt deiner Füße zum Boden. Schließe die Augen und stelle dir vor, dass von deinen Kontaktpunkten mit der Unterlage Wurzeln nach unten wachsen. Spüre die Verbundenheit mit der Erde. Führe für 3 bis 5 Minuten die

Atemübung Wechselatmung *(Nadi Shodhana)* durch. Eine ausführliche Übungsbeschreibung findest du auf Seite 73.

Mantra *LAM*

Das Mantra *LAM* ist traditionell dem Wurzelchakra *(Muladhara)* zugeordnet, das sich an der Basis der Wirbelsäule befindet. In der Chakrenlehre stehen Chakren für Energiezentren im Körper, die jeweils bestimmte Aspekte unseres physischen, emotionalen und geistigen Wohlbefindens beeinflussen. *LAM* dient dazu, das Wurzelchakra zu aktivieren und zu harmonisieren. Dieses Chakra steht für Erdung, Stabilität und Sicherheit. Wenn es im Gleichgewicht ist, fühlen wir uns sicher, geborgen und fest mit der Erde verbunden.

Sankalpa-Inspirationen

Deine Intention für diese Übung könnte so oder so ähnlich lauten:

- »Ich ehre und respektiere meinen Körper und erlaube mir tiefe Ruhe für jede Zelle meines Körpers.«
- »Ich vertraue darauf, dass ich bedingungslos unterstützt und gehalten werde. Ich weiß, dass die Erde mich sicher trägt.«

Für Erdung und Stabilität

Dauer: 15 bis 20 Minuten

m-vg.de/link/nidra_2

Komme in deinen Yoga-Nidra-Kokon. Mache es dir so bequem wie möglich. Nutze Kissen, Decken oder andere Hilfsmittel, die dir helfen, dich gut unterstützt zu fühlen.
Schließe sanft deine Augen, wenn es für dich angenehm ist, oder lass sie entspannt geöffnet.
Nimm 3 tiefe Atemzüge: Atme tief ein und fülle deine Lungen, atme dann mit einem langen, entspannten Seufzer aus.
Spüre, wie du mit jedem Atemzug tiefer loslässt.
Jedes Mal, wenn du ausatmest, fühlt sich dein Körper ein wenig leichter an.

Lade die Ruhe in deinen Körper ein. Spüre den Raum um dich herum und den, den dein Körper einnimmt.

Stelle dir vor, dass du einen Kreis um deinen Körper ziehst. Dieser Kreis dient dir als Schutzkreis.
Er kann aus allem bestehen, was dir guttut: Feuer, Licht, deinen Lieblingsblumen, Wasser, Zweigen, Erde …
Was auch immer dir in den Sinn kommt – stelle dir vor, wie dieser Kreis dich schützt und umgibt.
Sieh dich selbst in diesem schützenden Kreis.

Während du stiller wirst, beobachte deinen Atem, wie er durch die Nase einströmt.
Spüre, wie er in deine Lungen fließt und dann wieder hinausströmt.
Du brauchst nichts zu tun, nur den Atem beobachten.
Spüre, wie sich dein Bauch beim Atmen hebt und senkt.

Spüre, wie dein Körper auf der Erde liegt.
Wandere mit deinem Bewusstsein langsam durch deinen Körper und spüre, wie du ihn hältst.
Vielleicht erinnerst du dich an Stellen, die sich zuvor etwas angespannt angefühlt haben.
Wenn nötig, lass deinen Körper ein wenig nachjustieren, damit er noch bequemer liegt.

Lenke nun deine Aufmerksamkeit auf die Geräusche um dich herum.

Nimm alle Geräusche wahr, ohne sie zu bewerten.
Lass deine Wahrnehmung von einem Geräusch zum nächsten wandern, ohne etwas zu verändern.
Du befindest dich im Inneren deines Kreises, die Geräusche sind außen.

Nimm die Geräusche innerhalb deines Kreises wahr.
Feine subtile Geräusche deiner Atmung, deines Herzschlags.

Erinnere dich an dein Sankalpa.
»Ich ehre und respektiere meinen Körper und erlaube mir tiefe Ruhe für jede Zelle meines Körpers.«
»Ich vertraue darauf, dass ich bedingungslos unterstützt und gehalten werde. Ich weiß, dass die Erde mich sicher trägt.«

Spüre, wie dein Körper den Boden berührt.
Beginne bei deinen Füßen und arbeite dich langsam nach oben.
Spüre, wie deine Fersen den Boden berühren, und wiederhole leise das Mantra LAM.
Gehe zu jedem Punkt, an dem dein Körper den Boden berührt, und wiederhole LAM.

Vom Gesäß bis hin zu deinem Kopf.
Waden und Boden, LAM.
Oberschenkel und Boden, LAM.
Gesäß und Boden, LAM.
Teile der Wirbelsäule und Boden, LAM.
Schultern und Boden, LAM.
Hinterkopf und Boden, LAM.
Mit jedem Mantra werden die Teile deines Körpers schwerer.

Spüre deinen Atem.
Mit jeder Einatmung fühle, wie die Erde dich hält und wiegt, als würde sie aufsteigen, um dich zu unterstützen.
Mit jeder Ausatmung lass deinen Körper tiefer in die Erde sinken.
Jede Einatmung lässt dich spüren, dass die Erde dich mehr und mehr unterstützt.
Jede Ausatmung gibt dir das Vertrauen, dass du es verdienst, gehalten zu werden.

Beginne bei der Zahl 27 und zähle rückwärts:

Einatmen, 27.
Ausatmen, 27.
Einatmen, 26.
Ausatmen, 26.

Mit jedem Ausatmen löst sich etwas von der Spannung aus deinem Körper und deinem Geist.
Wenn du bei 0 angekommen bist, sind Körper und Geist vollständig entspannt.
Wenn du dich verzählst, beginne einfach wieder bei 27.
Sobald du bei 0 bist, spüre, wie die Erde dich bedingungslos trägt.

Fühle, wie dein Körper und die Erde zusammen atmen.

Beginne nun langsam, aus der Meditation zurückzukehren.
Nimm den Übergang bewusst wahr.
Spüre deinen Atem.
Spüre deinen Körper.
Spüre die Erde unter dir.
Beginne, tiefer zu atmen.
Spüre, wie Energie und Achtsamkeit in deinen Körper zurückkehren.
Yoga Nidra ist nun abgeschlossen.

Nimm die Geräusche in deiner unmittelbaren Umgebung wahr.
Nimm die Geräusche weiter außerhalb wahr, in der Ferne.

Beginne, kleine Bewegungen einzuladen – in deine Zehen, deine Finger.
Lass die Bewegungen langsam größer werden.
Wenn du magst, strecke dich nach allen Seiten aus.

Drehe dich sanft auf deine rechte Seite und setze dich langsam auf.

Wenn du magst, verbringe im Anschluss 3 Minuten damit, deine Gedanken frei aufzuschreiben.
Danach beantworte die folgenden Reflexionsfragen.

Reflexion

1. Wie fühlt sich mein Körper jetzt an, verglichen mit vor der Übung?
2. Konnte ich die Erdung spüren? Wenn ja, wo im Körper besonders?
3. Welche inneren Bilder oder Empfindungen haben mir besonders geholfen, Stabilität zu finden?
4. Welche Gedanken haben sich trotz der Übung immer wieder in den Vordergrund geschoben?
5. Wie kann ich das Gefühl der Erdung und Stabilität in meinen Alltag mitnehmen?
6. Welche eine Sache, die mich instabil fühlen lässt, möchte ich ab heute nicht mehr tun?

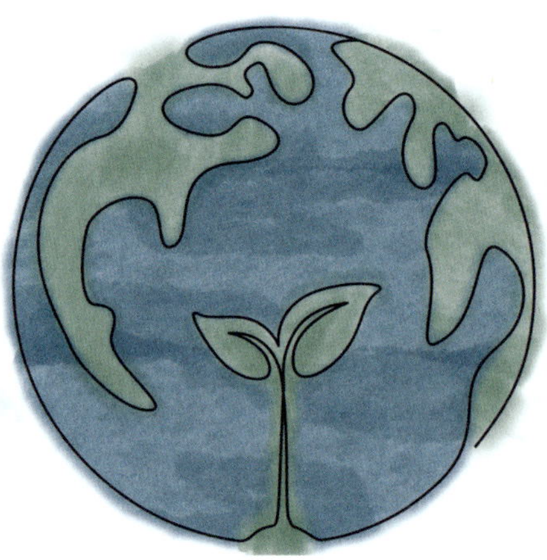

Yoga Nidra für guten Schlaf

Warum diese Übung?

- Bei Problemen beim Einschlafen
- Beim Aufwachen in der Nacht
- Zur Verbesserung der Schlafqualität

Schlafprobleme sind weitverbreitet und betreffen viele Menschen – sei es das ständige Wachliegen vor dem Einschlafen, das häufige Aufwachen in der Nacht oder das Gefühl, nie richtig ausgeruht zu sein. Manchmal kreisen die Gedanken endlos, der Körper fühlt sich unruhig an und es fällt schwer, den Schalter für die Entspannung umzulegen. Dies kann auf Dauer nicht nur müde, sondern auch gestresst und angespannt machen. Genau hier setzen wir mit dieser Übung an.

Nicht umsonst heißt Yoga Nidra wörtlich ja »yogischer Schlaf«. Diese Übung ist speziell für den Abend oder sogar direkt im Bett gedacht. Du kannst sie nutzen, um deinen Geist zu beruhigen und den Tag hinter dir zu lassen. Oft ist es so, dass wir vor dem Zubettgehen noch von den Ereignissen des Tages oder den Aufgaben des nächsten Tages abgelenkt sind. Diese Übung kann helfen, diese Sorgen und Gedanken loszulassen, um innerlich zur Ruhe zu kommen.

Falls du nachts aufwachst, kannst du die Übung sogar mitten in der Nacht wiederholen, um dich sanft zurück in den Schlaf zu begleiten. Du kannst sie ganz bequem im Bett machen, in einer Position, die dir angenehm ist. Wichtig ist nur, dass du den Raum für Entspannung schaffst, indem du alle Ablenkungen entfernst – schalte das Licht aus, lege dein Handy beiseite und sorge dafür, dass du es gemütlich hast.

Regelmäßig angewendet, kann diese Übung nicht nur beim Einschlafen helfen, sondern langfristig deine Schlafqualität verbessern. Denn sie trainiert deinen

Körper und Geist darin, schneller und leichter in einen Zustand der Ruhe und Erholung zu kommen – eine Fähigkeit, die in unserer schnellen Welt oft vernachlässigt wird. Es geht nicht nur darum, zu schlafen, sondern wirklich tief und erholsam zu schlafen, damit du am Morgen voller Energie und Klarheit in den Tag starten kannst.

Lass diese Praxis Teil deiner Abendroutine werden, besonders dann, wenn du weißt, dass du dich oft unruhig fühlst oder Schwierigkeiten hast, in den Schlaf zu finden. Indem du dir bewusst Raum für Yoga Nidra nimmst, erlaubst du deinem Körper und deinem Geist, auf eine sanfte und nährende Weise loszulassen und die Nacht als eine Zeit der Regeneration zu nutzen.

Vorbereitung

Ziel dieser Übung ist es, besser zu schlafen. Daher kannst du diese Übung direkt im Bett durchführen, wenn du danach in den Schlaf gleiten möchtest. Wenn du in deinem Yoga-Nidra-Kokon außerhalb des Betts durch diese Übung gehst, versuche, danach möglichst direkt ins Bett zu gehen und vorher schon alles für die Nacht vorbereitet zu haben.

Reflexion vor der Praxis oder vor dem Zubettgehen:

1. Welche Gedanken oder Sorgen beschäftigen mich gerade noch, die ich für die Nacht loslassen möchte?
2. Was habe ich heute geschafft, worauf ich stolz oder dankbar sein kann?
3. Gibt es etwas, das ich morgen anders angehen möchte, und wie kann ich mich jetzt innerlich darauf vorbereiten?
4. Welche Momente des Tages haben mir Ruhe oder Freude gebracht und wie haben sie sich angefühlt?
5. Was brauche ich jetzt, um gut schlafen zu können, und wie kann ich mir dieses Bedürfnis erfüllen?

Viparita Karani an der Wand

Im Bett oder auf dem Boden liegend, bringe die Füße an der Wand nach oben, sodass deine Sitzbeinhöcker fast die Wand berühren. Schließe die Augen und bleibe in dieser Position für ein paar Minuten. Nimm wahr, wie sich Leichtigkeit in deinen Beinen bemerkbar macht. Eine ausführliche Übungsbeschreibung findest du auf Seite 79.

Langsame Zwerchfellatmung

Beginne in der Rückenlage, deine natürliche Atmung zu verlängern und in die Gegend deines Bauches zu atmen. Atme 2 bis 3 Minuten auf diese Weise. Eine ausführliche Übungsbeschreibung findest du auf Seite 75.

Sankalpa-Inspiration

Deine Intention für diese Übung könnte so oder so ähnlich lauten:

- »Ich erlaube meinem Körper und meinem Geist, tiefen, erholsamen Schlaf zu finden«.

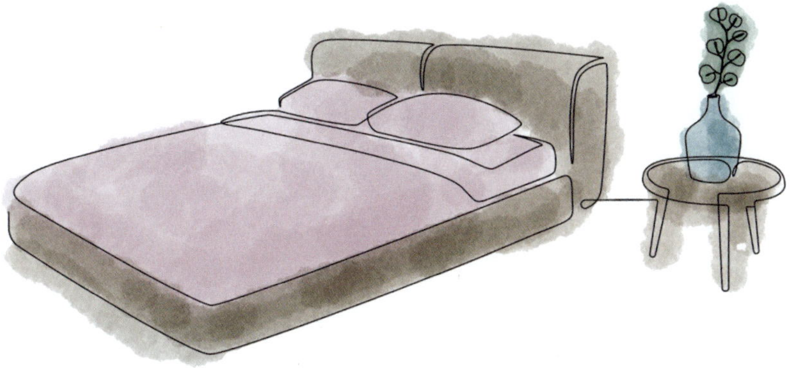

Für guten Schlaf

Dauer: 25 bis 30 Minuten

m-vg.de/link/nidra_3

Bevor du dich ins Bett legst, vergewissere dich, dass du alles erledigt hast, was du für die Nacht brauchst. Notiere dir vielleicht noch, was dir noch durch den Kopf gehen sollte, damit du darüber nicht mehr nachdenken musst. Gehe vielleicht durch ein paar Selbstreflexionsfragen, wenn du magst.

Wenn du so weit bist, lege dich bequem ins Bett, auf den Rücken oder auch, wenn das nicht angenehm ist, auf die Seite.
Mache es dir so gemütlich wie möglich und sorge dafür, dass dir angenehm warm ist.
Du weißt, was dir in diesem Moment guttut, also erlaube dir, alles zu tun, was dich unterstützt.

Atme tief durch die Nase ein ... und durch den Mund aus.
Lass den Tag los.
Lass alles, was war, hinter dir.
Du brauchst jetzt nichts mehr zu tun.

Wenn deine Augen noch offen sind, schließe sie sanft oder lass sie halb geöffnet und blicke auf einen unbestimmten Punkt in der Ferne.

Stelle dir vor, dass du einen Kreis um deinen Körper ziehst. Dieser Kreis dient dir als Schutzkreis.
Er kann aus allem bestehen, was dir guttut: Feuer, Licht, deinen Lieblingsblumen, Wasser, Zweigen, Erde ...
Was auch immer dir in den Sinn kommt – stelle dir vor, wie dieser Kreis dich schützt und umgibt.
Sieh dich selbst in diesem schützenden Kreis.

Folge deinem Atem.
Nimm ihn wahr, ohne ihn zu verändern.
Erlaube deinem Atem, einfach so zu kommen und zu gehen, ganz von allein.

Lenke deine Aufmerksamkeit auf deinen natürlichen Atemfluss.
Atmest du in den Bauch oder in den Brustkorb?
Ist die Atmung flach oder tief?

Oder vielleicht irgendwo dazwischen?

Genieße es, dass du jetzt einfach nur ruhen darfst.
Dein Körper und dein Geist dürfen zur Ruhe kommen, nichts mehr tun, nur sein.
Spüre, wie dein Körper im Bett liegt, sicher und gehalten.

Lenke langsam deine Aufmerksamkeit auf deinen Körper.
Stelle dir vor, wie du nach und nach deine Muskeln abschaltest:
beginnend bei den Füßen,
den Beinen,
dem unteren und oberen Rücken
und den Schultern.

Spüre, wie jede Anspannung aus deinem Körper weicht.

Dein Nacken, dein Kiefer, dein Gesicht ... alle Muskeln lassen nach und nach los.

Es gibt nichts mehr, was du tun musst.
Dein Körper darf in seinem eigenen Rhythmus abschalten, nach und nach, sanft und ruhig.

Spüre, wie dein Körper sich ausruht, er bekommt jetzt die Ruhe, die er braucht.
Dein Atem fließt sanft, und vielleicht spürst du ein leichtes Pulsieren in deinem Körper, vielleicht im Bauch oder im Brustkorb.
Das ist dein Kreislauf, dein Herz, das zuverlässig für dich schlägt.
Dein Körper bekommt all' die Ruhe, die er braucht.

Auch wenn noch Gedanken kommen, lass sie einfach ziehen wie Vögel, die frei durch die Luft gleiten.
Du darfst sie willkommen heißen, aber auch wieder loslassen.

Nun ist es an der Zeit, dein Sankalpa, deine Intention zu säen.
Nimm dir einen Moment, um dein Sankalpa zu formulieren – eine positive Absicht für diese Nacht, für deinen Schlaf.
Vielleicht etwas wie:
»Ich erlaube meinem Körper und meinem Geist, tiefen, erholsamen Schlaf zu finden.«
Erlaube deinem Sankalpa, im Bewusstsein aufzusteigen.

Fühle dein Sankalpa.
Wiederhole innerlich dein Sankalpa.
Stelle dir dein Sankalpa als bereits eingetretenes Manifest vor.
Fühle, dass dein Sankalpa jetzt schon lebendig wird.

Wir beginnen jetzt, das Bewusstsein sanft durch den Körper zu führen.
Spüre in jede Körperstelle, ohne etwas zu verändern, und lass dein Bewusstsein einfach durch deinen Körper wandern.

Lenke jetzt dein Bewusstsein mühelos durch deinen Körper, Punkt für Punkt.
Wechsle frei deine Aufmerksamkeit und bleibe ungebunden.
Es gibt nichts, was du erreichen oder erleben musst.
Es gibt keinen falschen Weg.
Lass dein Bewusstsein einfach fließen, frei und ungebunden.
Beginne damit, dir der rechten Seite deines Körpers bewusst zu werden.

Werde dir der rechten Hand bewusst:
Daumen, Zeigefinger, Mittelfinger, Ringfinger, kleiner Finger, Handfläche, Handrücken.
Mühelos.
Rechtes Handgelenk, Unterarm, Ellenbogen, Oberarm, Schulter.
Rechte Achselhöhle, rechte Seite der Rippen, Taille, Hüfte.
Rechter Oberschenkel, Knie, Unterschenkel, Knöchel, Ferse, Fußsohle, Fußrücken, großer Zeh, zweiter Zeh, dritter Zeh, vierter Zeh, fünfter Zeh.
Wach und bewusst.

Wechsle deine Aufmerksamkeit zur linken Seite des Körpers.
Werde dir der linken Hand bewusst:
Daumen, Zeigefinger, Mittelfinger, Ringfinger, kleiner Finger, Handfläche, Handrücken.
Linkes Handgelenk, Unterarm, Ellenbogen, Oberarm, Schulter.
Linke Achselhöhle, linke Seite der Rippen, Taille, Hüfte.
Linker Oberschenkel, Knie, Unterschenkel, Knöchel, Ferse, Fußsohle, Fußrücken, großer Zeh, zweiter Zeh, dritter Zeh, vierter Zeh, fünfter Zeh.
Wach und bewusst.

Wechsle das Bewusstsein zum Kopf:
Scheitel, Stirn, rechte Schläfe, linke Schläfe.

Rechte Augenbraue, linke Augenbraue, Augenmitte, rechtes Auge, linkes Auge.
Rechtes Ohr, linkes Ohr, rechte Wange, linke Wange.
Rechtes Nasenloch, linkes Nasenloch.
Oberlippe, Unterlippe.
Kinn, Hals.
Rechtes Schlüsselbein, linkes Schlüsselbein.
Rechte Seite des Brustkorbs, linke Seite des Brustkorbs.
Herzzentrum.
Bauchnabel.
Becken.

Wechsle deine Aufmerksamkeit zum Rücken.
Rechte Gesäßhälfte.
Linke Gesäßhälfte.
Unterer Rücken.
Mittlerer Rücken.
Oberer Rücken.
Rechtes Schulterblatt.
Linkes Schulterblatt.
Nacken.
Hinterkopf.
Scheitel.

Werde dir des ganzen rechten Beins bewusst,
des ganzen linken Beins,
beider Beine zusammen.
Des ganzen Torsos,
des ganzen rechten Arms,
des ganzen linken Arms.
Beide Arme zusammen,
Nacken und Kopf.

Werde dir der ganzen Vorderseite des Körpers bewusst.
Der ganzen Rückseite des Körpers.
Werde dir des gesamten Körpers bewusst.
Der ganze Körper zusammen.
Der ganze Körper zusammen.

Lenke deine Aufmerksamkeit sanft auf deinen Atem.
Spüre, wie dein Atem mühelos fließt, ganz ruhig und gleichmäßig.
Atme tief ein und lass beim Ausatmen alle verbleibenden Gedanken und Sorgen des Tages los.

Stelle dir vor, dass du mit jedem Ausatmen tiefer in dein Bett sinkst. Dein Körper wird schwerer und geborgener.
Fühle, wie die Matratze dich sanft trägt, als würde sie dich wie eine weiche Wolke umhüllen.

Jetzt stelle dir vor, du liegst unter einem weiten, klaren Nachthimmel.
Die Sterne funkeln sanft und leuchten ruhig über dir.
Du fühlst dich vollkommen sicher und geborgen unter diesem friedlichen Himmel.
Mit jedem Atemzug atmest du die Ruhe der Nacht ein und lässt beim Ausatmen alles los, was dich noch festhält.

Atme weiter und spüre, wie eine warme, sanfte Brise deinen Körper streichelt, die Anspannung vertreibt und dich noch tiefer in die Entspannung bringt.
Stelle dir vor, wie dein Atem wie eine Welle sanft ein- und ausströmt, wie das gleichmäßige Rauschen des Meeres an einem stillen Strand.

Jedes Einatmen bringt frische, klare Ruhe, jedes Ausatmen lässt dich tiefer in den Schlaf sinken.
Mit jedem Atemzug wirst du leichter, dein Körper wird immer ruhiger, bis du dich fühlst, als würdest du schwerelos auf dieser Welle der Entspannung treiben.

Erlaube dir, in die Stille der Nacht einzutauchen, geborgen und getragen von deinem eigenen Atem.
Die Nacht ist dein Raum der Ruhe, und du bist frei, in diesen tiefen, friedlichen Zustand des Schlafes zu gleiten.
Nun gib deinem Geist eine sanfte Aufgabe – beginne, von 100 rückwärts zu zählen.
Zähle in deinem eigenen Rhythmus, ganz gleichmäßig.
Mit jedem Atemzug eine Zahl weniger.
Ein, 100.
Aus, 100.
Ein, 99.

Aus, 99.
Und so weiter.

Nimm wahr, wenn dein Geist abdriftet, und bringe ihn sanft zurück zur letzten gezählten Zahl.
Fahre fort mit dem Zählen, ganz ohne Druck, einfach ruhig und gleichmäßig.
Erlaube deinem Körper, weiterhin in die Ruhe zu sinken.
Vielleicht schläfst du dabei ein, vielleicht driften deine Gedanken davon – alles ist in Ordnung.

Zähle weiter, ganz ohne Erwartung, lass das Zählen sanft in den Hintergrund treten.
Dein Körper bekommt jetzt all die Ruhe, die er braucht.

Solltest du das Bedürfnis haben, dich zu bewegen, dann dreh dich auf die Seite, ganz sanft, so wenig Bewegung wie möglich.
Dein Körper ruht, und du bekommst genau die Entspannung, die du brauchst.

Fahre fort, in deinem eigenen Tempo rückwärts zu zählen, bis du von selbst in einen tiefen, erholsamen Schlaf gleitest.

Yoga Nidra für tiefe Entspannung

Warum diese Übung?

- Um besser Spannungen loszulassen und Ruhe zu finden
- Bei Unruhe, Ungeduld und Hektik

In dieser Übung nehmen wir uns ganz besonders Zeit dafür, Anspannung im Körper und mental nach und nach loszulassen, um in einen Zustand tiefer Entspannung zu kommen. Hier lege ich dir ganz besonders die Vorübungen ans Herz, um die Bühne für den Vagusnerv zu bereiten. Was hältst du fest, das dich zurückhält? Spüre hinein und lass alles los, was dir nicht mehr dient, damit du in tiefe Entspannung finden kannst.

Vorbereitung

Shake it off

Fange im Stehen an, dich auszuschütteln. Beginne bei den Schultern, schüttle dann die Arme, wippe dann in den Knien und lass deinen Kopf sanft mitschütteln. Du kannst dazu nach Belieben Musik hören. Atme durch den Mund hörbar ein, als ob du die Luft durch einen Strohhalm saugen würdest, und atme auf »haaaahh« durch den Mund aus. Führe diese Übung 1 bis 2 Minuten aus. Eine ausführliche Übungsbeschreibung findest du auf Seite 80.

Makarasana – Krokodilpose

Lege dich auf den Bauch, kreuze die Arme vor dir und lege die Stirn auf deine Hände, oder strecke die Arme nach vorn aus. Deine Beine können parallel sein, weiter zusammen, sodass sich die Zehen berühren, oder weiter auseinander – je nachdem, was sich für dich gut anfühlt. Verweile 2 Minuten in dieser Haltung. Eine ausführliche Übungsbeschreibung findest du auf Seite 77.

Langsame Zwerchfellatmung

Drehe dich auf den Rücken und begib dich in deine Yoga-Nidra-Position. Beginne in der Rückenlage, deine natürliche Atmung zu verlängern und in die Gegend deines Bauches zu atmen. Atme 3 Minuten auf diese Weise. Eine ausführliche Übungsbeschreibung findest du auf Seite 75.

Sankalpa-Inspiration

Deine Intention für diese Übung könnte so oder so ähnlich lauten:

- »Ich lasse alles los, was mir nicht mehr dient, und öffne mich für innere Freiheit und Leichtigkeit.«

Für tiefe Entspannung

Dauer: 25 bis 30 Minuten

m-vg.de/link/nidra_4

Mache es dir so bequem wie möglich für diese Yoga-Nidra-Praxis – entspanne dich mit einem wachen Bewusstsein. Bereite dich darauf vor, loszulassen und dadurch innere Freiheit zu erfahren.
Lege dich auf den Rücken oder, wenn das angenehmer ist, auf die Seite oder setze dich in eine gut gestützte, bequeme Position.
Vielleicht möchtest du dir ein gemütliches Nest aus Kissen, Decken oder Polstern machen – nimm dir alles, was dein Körper gerade braucht, um sich vollkommen wohlzufühlen.

Lass alles los, was du gerade denkst tun zu müssen.
Jetzt gibt es nichts, was du erledigen musst.
Wechsle sanft vom Tun ins Sein.
Diese Zeit gehört nur dir.
Diese Praxis ist nur für dich.
Es gibt kein Richtig und kein Falsch.
Es gibt keinen falschen Weg, diese Übung zu machen.

Passe alles so an, wie es für dich richtig ist.
Spüre in dich hinein, was du jetzt brauchst, und erfülle dir diesen Wunsch.
Vielleicht möchtest du viele Kissen und Decken, vielleicht nur ein paar oder gar keine.
Alles ist willkommen.
Mache, was immer nötig ist, damit du dich unterstützt, gehalten und frei von Spannungen fühlst.
Mache es dir bequem für diese Praxis des »Nichttuns«.

Prüfe, ob dich Kleidung, Schmuck oder etwas anderes stören könnte.
Falls ja, passe es jetzt an.

Atme tief ein und lass beim Ausatmen alle Anspannung los.
Führe nun einen Körper-Check durch und überprüfe, ob jeder Teil deines Körpers so entspannt wie möglich ist.
Falls du nicht vollständig entspannen kannst, ist das in Ordnung.
Du bist willkommen, so wie du bist.
Überprüfe, ob deine Füße und Knöchel entspannt sind.

Waden, Knie und Oberschenkel so entspannt wie möglich.
Hüften entspannt.
Unterer, mittlerer und oberer Rücken – lass alle Spannungen los.
Dein Rücken schmilzt dahin.
Hände und Arme lassen los.
Schultern und Nacken werden weich, Spannungen lösen sich.
Kiefer, Zunge und Wangen entspannen sich.
Augen, Stirn und Kopfhaut lassen los.
Der ganze Körper schmilzt in die Unterstützung der Erde unter dir.
Die Erde trägt dich.

Atme tief ein und lass beim Ausatmen die letzte Anspannung los.
Lass alle Gedanken und jede Vorstellung, etwas tun zu müssen, los.
Sei einfach.
Dies ist deine Zeit.
Kein Plan, nur Frieden.

Wenn du es noch nicht getan hast, mache letzte Anpassungen.
Beginne, die Stille wahrzunehmen.
Du kannst dich jederzeit bewegen, aber genieße die Süße dieser Stille.
Dieses einfache Sein.
So einfach und doch so frei.
Alles ist da für dich, in dieser Stille.

Lass diese Worte sanft zu dir kommen.
Du musst nichts tun.
Müheloses Bewusstsein.
Yoga Nidra hat nun begonnen.

Nun ist es an der Zeit, dein Sankalpa, deine Intention zu säen.
»Ich lasse alles los, was mir nicht mehr dient, und öffne mich für innere Freiheit und Leichtigkeit.«
Oder auch ganz anders, wenn es sich für dich richtig anfühlt.
Erlaube deinem Sankalpa, im Bewusstsein aufzusteigen.
Fühle dein Sankalpa.
Wiederhole innerlich dein Sankalpa.
Stelle dir dein Sankalpa als bereits eingetretenes Manifest vor.
Fühle, dass dein Sankalpa jetzt schon lebendig wird.

Lenke jetzt dein Bewusstsein mühelos durch deinen Körper, Punkt für Punkt.
Wechsle frei deine Aufmerksamkeit und bleibe ungebunden.
Es gibt nichts, was du erreichen oder erleben musst.
Es gibt keinen falschen Weg.
Lass dein Bewusstsein einfach fließen, frei und ungebunden.
Beginne damit, dir der rechten Seite deines Körpers bewusst zu werden.

Werde dir der rechten Hand bewusst:
Daumen, Zeigefinger, Mittelfinger, Ringfinger, kleiner Finger, Handfläche, Handrücken.
Mühelos.
Rechtes Handgelenk, Unterarm, Ellenbogen, Oberarm, Schulter.
Rechte Achselhöhle, rechte Seite der Rippen, Taille, Hüfte.
Rechter Oberschenkel, Knie, Unterschenkel, Knöchel, Ferse, Fußsohle, Fußrücken, großer Zeh, zweiter Zeh, dritter Zeh, vierter Zeh, fünfter Zeh.
Wach und bewusst.

Wechsle deine Aufmerksamkeit zur linken Seite des Körpers.
Werde dir der linken Hand bewusst:
Daumen, Zeigefinger, Mittelfinger, Ringfinger, kleiner Finger, Handfläche, Handrücken.
Linkes Handgelenk, Unterarm, Ellenbogen, Oberarm, Schulter.
Linke Achselhöhle, linke Seite der Rippen, Taille, Hüfte.
Linker Oberschenkel, Knie, Unterschenkel, Knöchel, Ferse, Fußsohle, Fußrücken, großer Zeh, zweiter Zeh, dritter Zeh, vierter Zeh, fünfter Zeh.
Wach und bewusst.

Wechsle das Bewusstsein zum Kopf:
Scheitel, Stirn, rechte Schläfe, linke Schläfe.
Rechte Augenbraue, linke Augenbraue, Augenmitte, rechtes Auge, linkes Auge.
Rechtes Ohr, linkes Ohr, rechte Wange, linke Wange.
Rechtes Nasenloch, linkes Nasenloch.
Oberlippe, Unterlippe.
Kinn, Hals.
Rechtes Schlüsselbein, linkes Schlüsselbein.
Rechte Seite des Brustkorbs, linke Seite des Brustkorbs.
Herzzentrum.

Bauchnabel.
Becken.

Wechsle deine Aufmerksamkeit zum Rücken:
Rechte Gesäßhälfte.
Linke Gesäßhälfte.
Unterer Rücken.
Mittlerer Rücken.
Oberer Rücken.
Rechtes Schulterblatt.
Linkes Schulterblatt.
Nacken.
Hinterkopf.
Scheitel.

Werde dir des ganzen rechten Beins bewusst,
des ganzen linken Beins,
beider Beine zusammen.
Des ganzen Torsos,
des ganzen rechten Arms,
des ganzen linken Arms,
beide Arme zusammen,
Nacken, Kopf.

Werde dir der ganzen Vorderseite des Körpers bewusst,
der ganzen Rückseite des Körpers.
Werde dir des gesamten Körpers bewusst.
Der ganze Körper zusammen.
Der ganze Körper zusammen.

Werde dir des Körpers bewusst, wie er atmet.
Der ganze Körper, der atmet.

Atme ein in den Frieden des Seins.
Atme aus und lass alle Spannungen los.
Noch einmal: Atme ein in den Frieden des Seins.
Und atme aus, lass alle Spannungen und allen Stress los.
Noch einmal: Atme ein in den Frieden des Seins.
Und atme aus, lass alle Spannungen und allen Stress los.

Atme nun belebende Energie ein.
Atme alle Müdigkeit aus, die in deinem Körper, deinem Geist oder deiner Seele steckt.
Atme lebendige Energie ein.
Atme aus und lass alle Müdigkeit los.
Noch einmal: Atme lebendige Energie ein.
Und atme aus, lass alle verbleibende Müdigkeit los.

Atme nun freudige Positivität ein.
Lass beim Ausatmen jegliche Negativität los.
Atme freudige Positivität ein.
Atme aus und lass jegliche Negativität los.
Noch einmal: Atme freudige Positivität, voller Freude, ein.
Und atme aus, lass alle verbleibende Negativität los.

Wenn es sich gut anfühlt, atme jetzt strahlendes, belebendes Licht ein.
Beim Ausatmen lass alles los, was du nicht mehr brauchst, wie dunkler Rauch, der deinen Körper verlässt.
Atme strahlendes, belebendes Licht ein.
Und atme dunklen Rauch aus, der sofort verschwindet.
Atme strahlendes, belebendes Licht ein, das deinen Körper erfüllt.
Und beim Ausatmen lass alles los, was du nicht mehr brauchst, wie dunkler Rauch, der sofort verschwindet.

Setze das Atmen in dieser Weise fort – strahlendes Licht und Energie einatmen und alles loslassen, was dich zurückhält oder dir nicht mehr dient.
Spüre, wie du mit jedem Atemzug leichter wirst, je mehr du loslässt.
Mit jedem Ausatmen wächst deine Freiheit, dein Frieden, deine Freude.
Atme weiter so für einige Atemzüge – strahlende Energie einatmen und alles loslassen, wie dunkler Rauch, der sofort verschwindet.

Lass jetzt die visualisierte Atmung los.
Kehre zurück zu deinem natürlichen Atem.
Normaler Atem.
Müheloser Atem.
Der Körper atmet von selbst, friedlich.
Du musst nichts tun.
Einfach nur ruhen.
Ruhen in dem freudigen Gefühl von Leichtigkeit, Frieden und Freiheit.

Bringe deine Aufmerksamkeit wieder zum natürlichen Atem.
Werde dir des natürlichen Atems bewusst.
Beobachte, wie sich der Brustkorb bei jeder Ein- und Ausatmung hebt und senkt.
Spüre das sanfte Zusammenziehen deiner Nasenflügel beim Einatmen und die Ausdehnung beim Ausatmen.

Bringe deine Aufmerksamkeit zurück zum physischen Körper.
Wisse, dass die Yoga-Nidra-Praxis nun endet.
Bringe deinen Geist zurück ins Hier und Jetzt.
Werde dir bewusst, dass dein Körper sich ausruht, während du Yoga Nidra praktizierst.
Werde dir bewusst, dass du dich in einem Raum befindest.
Behalte deine Augen geschlossen und stelle dir den Raum vor, in dem du ruhst.
Sieh die Wände, den Boden, die Gegenstände im Raum, ihre Farben und Formen.
Bringe deine Aufmerksamkeit nach außen.
Spüre den physischen Körper – wie er auf der Unterlage ruht.

Spüre das Gefühl des Stoffes auf deiner Haut.

Spüre die Temperatur der Luft, die deine Haut berührt.
Bringe deine Aufmerksamkeit nach außen.

Yoga Nidra ist nun abgeschlossen.

Beginne, sanfte Bewegungen zu machen – wackle mit den Fingern, bewege die Zehen.
Mache kleine Bewegungen, die sich gut anfühlen.

Beginne, größere Bewegungen zu machen – bewege deine Füße, Beine, Hände, Arme.
Wenn du liegst, rolle dich, wenn du bereit bist, sanft auf deine rechte Seite.
Atme tief ein und aus und integriere deine Yoga-Nidra-Erfahrung in deinen Alltag.

Erinnere dich an das Gefühl des Loslassens.
Das Gefühl von Leichtigkeit, Frieden, Freude und Potenzial.

Wenn du liegst, komme langsam und in deinem Tempo in eine sitzende Position.

Lass dir Zeit, es gibt keinen Grund zur Eile.
Sitze bequem und richte deinen Rücken so gerade auf, wie es dir angenehm ist.
Atme tief ein und atme lang und ausgiebig aus.
Vielleicht spürst du, wie die Energie in dir aufsteigt, jetzt, wo du aufrecht sitzt.

Öffne langsam und sanft deine Augen, wenn du bereit bist.

Wenn du magst, verbringe im Anschluss ein paar Minuten damit, deine Gedanken frei aufzuschreiben. Beantworte danach die folgenden Reflexionsfragen.

Reflexion

1. Welche körperlichen Anspannungen konnte ich während der Übung loslassen?
2. Wie hat sich mein Atem im Laufe der Übung verändert?
3. Welche Gedanken oder Gefühle haben mich immer wieder in Unruhe versetzt?
4. Wie kann ich das Gefühl der Entspannung in stressigen Momenten im Alltag abrufen?
5. Was ist die eine Sache, die ich ab heute wirklich loslassen möchte?

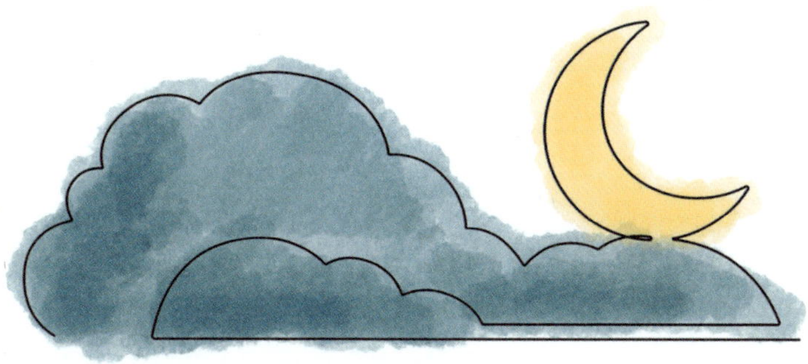

Yoga Nidra für Klarheit und Kreativität

Warum diese Übung?

- Für mehr Inspiration und Energie
- Bei fehlendem Fokus, Konzentrationsmangel und fehlender Motivation

In unserem Alltag verlieren wir oft den klaren Blick und fühlen uns durch fehlenden Fokus oder mangelnde Motivation blockiert. Oft haben wir einfach sehr viele Dinge auf unserer nicht enden wollenden To-do-Liste. Kreative Ideen und Inspiration scheinen zu schwinden, und auch unser Energielevel sinkt. Diese Yoga-Nidra-Praxis lädt dich ein, innezuhalten, um wieder zu mehr Klarheit und Konzentration zurückzufinden. Sie bietet dir die Möglichkeit, innerlich zur Ruhe zu kommen, während du gleichzeitig neue Energie tankst und dich für kreative Impulse öffnest.

Diese Übung führt dich durch eine tiefe Entspannung, um deinen Geist zu beruhigen und von der ständigen Überlastung zu befreien, die dich daran hindert, klar und fokussiert zu bleiben. Gleichzeitig setzt du mit deinem *Sankalpa* eine Intention für einen klaren Kopf. Du wirst merken, wie deine Gedanken sich besser ordnen lassen, die Kreativität wieder freier fließen kann und du dich mit neuer Energie aufgeladen fühlst.

Durch bewusstes Pausieren von der alltäglichen Unruhe schaffst du Raum für frische Inspiration und neue Ideen. Gleichzeitig wird deine Konzentrationsfähigkeit gestärkt, sodass du mit klarem Fokus an deine Aufgaben herangehen kannst. Nutze diese Übung als Quelle für kreative Lösungen, um deinen inneren Kompass neu auszurichten und gestärkt sowie inspiriert weiterzugehen.

Mache es dir bequem und lass dich in diese Praxis führen, um Energie, Klarheit und Fokus wiederzufinden – genau dann, wenn du sie am meisten brauchst.

Vorbereitung

Shake it off

Fange im Stehen an, dich auszuschütteln. Beginne mit den Schultern, schüttle dann die Arme, wippe dann in den Knien und lass deinen Kopf sanft mitschütteln. Nach Belieben kannst du zu Musik schütteln. Atme durch den Mund hörbar ein, als ob du die Luft durch einen Strohhalm saugen würdest, und atme auf »haaaahh« durch den Mund aus. Schüttle dich 1 bis 2 Minuten aus. Eine genaue Übungsbeschreibung findest du auf Seite 80 Setze dich danach hin und rolle die Schultern mit jeder Einatmung hoch und mit jeder Ausatmung zurück nach unten und hinten.

Abklopfen und energetisieren

Klopfe nun deinen Körper selbst von oben bis unten ab: Beginne im Gesicht mit den Fingerkuppen über die Schläfen, deinen Scheitel und über deinen Hinterkopf bis zum Nacken runter. Fahre dann fort an den Schlüsselbeinen, über Brust und Arme, von der Schulter bis zu den Fingern und zurück. Dann Bauch, unterer Rücken, Beine von der Hüfte bis zu den Zehen und zurück.

Du kannst für ein sanftes Klopfen deine Fingerkuppen verwenden, für stärkeres Klopfen entweder deine flache Hand oder Faust. Spüre, wie du Lebendigkeit und Energie in jede Zelle bringst und deinen Blut- und Lymphfluss aktivierst.

Box Breathing

Stelle dir ein Quadrat mit 4 gleich langen Seiten vor. Jede Seite steht für einen Teil deines Atems, der genau gleich lange dauert. Atme für 4 Sekunden ein, halte dann den Atem für 4 Sekunden an, atme für 4 Sekunden aus und halte den Atem erneut für 4 Sekunden an. Wiederhole diese Abfolge etwa 3 bis 5 Minuten oder so lange, bis du dich entspannt fühlst.

Sankalpa-Inspirationen

Deine Intention für diese Übung könnte so oder so ähnlich lauten:

- »Ich bin voller Klarheit und Inspiration.«
- »Meine Energie fließt frei und ich bin voller Tatkraft.«
- »Ich erlaube mir, voller Energie und Kreativität zu sein.«

Für Klarheit und Kreativität

Dauer: circa 30 Minuten

m-vg.de/link/nidra_5

Lege dich bequem in deinen Yoga-Nidra-Kokon – oder setze dich aufrecht hin, gut gestützt, zum Beispiel an eine Wand gelehnt. Wenn du liegst, lege ein dünnes Kissen oder eine Decke unter deinen Kopf, damit er gestützt ist, aber nicht zu hoch liegt.
Decke dich gern mit einer Decke zu, wenn es dir angenehm ist.
Tu alles, was nötig ist, um dich wohlzufühlen.
Wenn du in Shavasana liegst, lege die Beine leicht auseinander, die Füße fallen sanft nach außen.
Die Arme liegen etwas entfernt vom Körper, sodass Luft unter den Achseln ist. Die Handflächen zeigen nach oben.
In jeder Position sollten die Schultern entspannt und weg von den Ohren sein.
Überprüfe, ob dein Kopf bequem liegt, gerade und in einer Linie mit deinem Körper. Spüre hin, ob alles genau richtig ist.
Lass deinen ganzen Körper so entspannt wie möglich werden.
Spüre, wie dich die Unterlage unter dir trägt.
Lass sie dich tragen, während du dich vollständig der Schwerkraft hingibst.
Lass los und gib dich der Unterstützung hin.
Atme tief ein und während du ausatmest, lass alles los, was du jetzt denkst, tun zu müssen.
Es gibt nichts, was du jetzt tun musst.
Nichts, worüber du nachdenken musst. Lege alles zur Seite.
Bringe all deine Aufmerksamkeit nach innen.
Atme ein und spüre, wie du in diesem Moment ankommst.
Atme aus und lass alles los, was nicht in diesem Moment ist.
Atme ein und fühle dich präsent in diesem Moment.
Atme aus und lass alles los, was außerhalb dieses Augenblicks liegt.
Werde dir deines Körpers bewusst.
Sei dir deines gesamten Körpers bewusst, vom Scheitel bis zu den Zehenspitzen und von den Zehen bis zum Scheitel.
Spüre die Stille in deinem ganzen Körper.
Du kannst dich jederzeit bewegen, wenn du möchtest, aber mache es dir so bequem, dass du nicht den Drang hast, dich zu bewegen.

Sinke in dieses Wohlgefühl.
Absolutes Wohlgefühl.
Stille.
Mühelosigkeit.
Wach und bewusst.
Yoga Nidra hat nun begonnen.

Jetzt ist der Moment, um dein Sankalpa oder deinen Herzenswunsch zu formulieren.
Wenn du bereits ein Sankalpa hast, lass das freudige Gefühl davon jetzt aufkommen.
Wenn du kein Sankalpa hast, kannst du »Ich bin voller Klarheit und Inspiration« verwenden.
»Ich bin voller Klarheit und Inspiration.«
Spüre das Sankalpa wirklich, stelle es dir so lebendig wie möglich vor.
Wenn dieses Gefühl da ist, kann es gar nicht anders, als sich zu manifestieren.
Wiederhole jetzt dein Sankalpa oder »Ich bin voller Klarheit und Inspiration« dreimal mit Gewissheit und Gefühl.

Bringe nun deine Aufmerksamkeit tief in deinen Körper.
Eine energetische Reise beginnt.
Es werden mehrere Körperteile benannt.
Lenke deine Aufmerksamkeit schnell und mühelos von einem zum nächsten.
Erfahre sie energetisch anstatt physisch.
Beginne, indem du die Aufmerksamkeit auf den Punkt zwischen den Augenbrauen lenkst.
Mühelose Aufmerksamkeit auf den Punkt zwischen den Augenbrauen.
Die Kehle.
Das rechte Schultergelenk.
Das Ellenbogengelenk.
Das Handgelenk.
Den rechten Daumen.
Die Spitze des Zeigefingers.
Die Spitze des Mittelfingers.
Die Spitze des Ringfingers.
Die Spitze des kleinen Fingers.

Erfahre sie energetisch.
Das rechte Handgelenk.
Ellenbogengelenk.
Schultergelenk.
Die Kehle.
Das linke Schultergelenk.
Das Ellenbogengelenk.
Das Handgelenk.
Den linken Daumen.
Die Spitze des Zeigefingers.
Die Spitze des Mittelfingers.
Die Spitze des Ringfingers.
Die Spitze des kleinen Fingers.
Zurück zum linken Handgelenk.
Ellenbogengelenk.
Schultergelenk.
Die Kehle.
Das Herzzentrum.
Die rechte Seite des Brustkorbs.
Das Herzzentrum.
Die linke Seite des Brustkorbs.
Das Herzzentrum.
Der Bauchnabelbereich.
Die Spitze des Steißbeins.
Das rechte Hüftgelenk.
Das Kniegelenk.
Das Sprunggelenk.
Den großen Zeh des rechten Fußes.
Die Spitze des zweiten Zehs.
Die Spitze des dritten Zehs.
Die Spitze des vierten Zehs.
Die Spitze des kleinen Zehs.
Zurück zum rechten Sprunggelenk.
Das Kniegelenk.
Das Hüftgelenk.
Die Spitze des Steißbeins.

Die linke Hüfte.
Das Kniegelenk.
Das Sprunggelenk.
Den großen Zeh des linken Fußes.
Die Spitze des zweiten Zehs.
Die Spitze des dritten Zehs.
Die Spitze des vierten Zehs.
Die Spitze des kleinen Zehs.
Zurück zum linken Sprunggelenk.
Das Kniegelenk.
Das Hüftgelenk.
Die Spitze des Steißbeins.
Das Nabelzentrum.
Das Herzzentrum.
Die Kehle.
Das Augenbrauenzentrum.
Das Augenbrauenzentrum.
Das Augenbrauenzentrum.

Werde dir nun deines Atems bewusst.
Du brauchst den Atem in keiner Weise zu verändern, bringe nur deine Aufmerksamkeit zu ihm.
Wenn du ausatmest, spüre, wie du jede Müdigkeit, jeden Stress und jede Anspannung loslässt.
Wenn du einatmest, spüre, wie du grenzenlose Energie aufnimmst.
Ausatmen, Müdigkeit, Stress und Anspannung loslassen.
Einatmen, dich mit grenzenloser Energie füllen.
Ausatmen und loslassen.
Einatmen und dich energetisieren.
Atme vom Scheitel bis zu den Zehenspitzen aus.
Atme von den Zehen bis zum Scheitel ein.
Atme vom Scheitel bis zu den Knöcheln aus.
Atme von den Knöcheln bis zum Scheitel ein.
Atme vom Scheitel bis zu den Knien aus.
Atme von den Knien bis zum Scheitel ein.
Atme vom Scheitel die Wirbelsäule entlang bis zum Steißbein aus.
Atme vom Steißbein die Wirbelsäule hinauf bis zum Scheitel ein.

Atme vom Scheitel die Wirbelsäule entlang bis zum Nabel aus.
Atme vom Nabel die Wirbelsäule hinauf bis zum Scheitel ein.
Atme vom Scheitel die Wirbelsäule entlang bis zum Herzzentrum aus.
Atme vom Herzzentrum die Wirbelsäule hinauf bis zum Scheitel ein.
Atme vom Scheitel hinunter zum Halszentrum aus.
Atme vom Halszentrum die Wirbelsäule hinauf bis zum Scheitel ein.
Atme vom Scheitel hinunter bis zur Verbindung zwischen den Nasenlöchern aus.
Atme von der Brücke der Nasenlöcher hinauf bis zum Scheitel ein.
Jetzt zum dritten Auge: Ausatmen zur Verbindung der Nasenlöcher.
Einatmen von der Verbindung der Nasenlöcher bis zum dritten Auge.

Zurück zum Scheitel: Ausatmen zur Verbindung der Nasenlöcher.
Einatmen von der Verbindung der Nasenlöcher hinauf bis zum Scheitel.
Atme vom Scheitel die Wirbelsäule hinunter bis zum Kehlkopfzentrum aus.
Atme vom Kehlkopfzentrum die Wirbelsäule hinauf bis zum Scheitel ein.
Atme vom Scheitel die Wirbelsäule hinunter bis zum Herzzentrum aus.
Atme vom Herzzentrum die Wirbelsäule hinauf bis zum Scheitel ein.
Atme vom Scheitel die Wirbelsäule hinunter bis zum Nabel aus.
Atme vom Nabel die Wirbelsäule hinauf bis zum Scheitel ein.
Atme vom Scheitel die Wirbelsäule hinunter bis zum Steißbein aus.
Atme vom Steißbein die Wirbelsäule hinauf bis zum Scheitel ein.
Atme vom Scheitel bis zu den Knien aus.
Atme von den Knien bis zum Scheitel ein.
Atme vom Scheitel bis zu den Knöcheln aus.
Atme von den Knöcheln bis zum Scheitel ein.
Atme vom Scheitel bis zu den Zehenspitzen aus.
Atme von den Zehenspitzen bis zum Scheitel ein.
Spüre, wie dein ganzer Körper ein- und ausatmet.
Atme kosmische Energie aus deiner Umgebung ein, atme jede Energieblockade aus.
Werde dir des Raums zwischen den Augenbrauen bewusst.
Stelle dir vor, du würdest durch diesen Raum ein- und ausatmen.
Werde dir der Kehle bewusst.
Stelle dir einen strahlenden Vollmond vor.
Bade in diesem sanften Mondlicht.
Lass die Mondstrahlen dich beruhigen, klären und vollständig entspannen.

Werde dir des Raums im Herzzentrum bewusst.
Tauche tief in diesen Raum ein.
Tief in die Stille.
Wach und bewusst.
Tief in die Stille im Herzzentrum.
Lass jetzt dein Sankalpa wieder aufsteigen. Lass dein Sankalpa in Worten und im Gefühl aufsteigen.
Vielleicht hast du dein eigenes Sankalpa oder »Ich bin voller Klarheit und Inspiration« verwendet.
Spüre das Sankalpa im ganzen Körper, stelle es dir so lebendig wie möglich vor.
Wenn das Gefühl da ist, kann es gar nicht anders, als sich zu manifestieren.
Wiederhole jetzt dein Sankalpa oder »Ich bin voller Klarheit und Inspiration« dreimal mit Klarheit und Gefühl.
Dein Sankalpa ist empfangen und beginnt bereits, sich zu manifestieren.
Ruhe dich jetzt in dem freudigen Gefühl deines manifestierten Sankalpas für die nächsten 3 bis 8 Minuten aus.

Werde dir des Raums im Herzzentrum bewusst.
Werde dir der tiefen Stille und Ruhe im Herzzentrum bewusst.
Sei dir bewusst, dass dein Körper atmet, ruht.
Spüre die sanfte Bewegung deines ruhenden Körpers, wie er atmet.
Erwecke die gespeicherte Energie in deinem Körper, indem du tief einatmest und lange ausatmest.
Yoga Nidra ist nun abgeschlossen.
Bewege deine Finger und Zehen. Spüre die Energie wie elektrische Funken im Körper.
Strecke dich oder bewege deinen Körper, wie es dir guttut. Spüre, wie die Energie durch jeden Teil deines Körpers fließt, während du dich bewegst.
Wenn du liegst, rolle dich, sobald du bereit bist, auf deine rechte Seite.
Atme ein paarmal tief durch und wiederhole dein Sankalpa oder »Ich bin voller Klarheit und Inspiration« noch einmal.
Fühle, wie es deinen ganzen Körper erfüllt.
Wenn du liegst, setze dich langsam auf. Halte die Augen, wenn möglich, geschlossen.
Lass dir so viel Zeit, wie du brauchst.

Sitze aufrecht, so gerade wie möglich, der Scheitel deines Kopfes strebt nach oben zur Decke. Atme ein paarmal tief ein und spüre, wie die Energie aufsteigt.
Und schließlich, wenn du bereit bist, öffne deine Augen langsam und sanft. Kehre wieder zurück in den Raum, zurück in deinen Tag, erfrischt, voller Leben und in Frieden. Mit sanftem Blick nimm ein paar Atemzüge und nimm den Raum um dich herum wahr, während du dir deiner selbst in ihm bewusst bist. Nimm dieses friedlich energiegeladene Gefühl mit dir in deinen Tag.
Schenke dir nach der Übung eine kleine Selbstmassage, indem du deinen Körper von oben bis unten abklopfst (Seite 123).

Reflexion

1. Welches Bild oder Gefühl hat mir während der Übung Klarheit gebracht?
2. Welche Ideen oder Inspirationen sind mir während der Visualisierung gekommen?
3. In welchen Momenten fühlte ich mich besonders motiviert oder klar?
4. Welche inneren Blockaden habe ich während der Übung bemerkt?
5. Wie kann ich diese neu gewonnene Klarheit und Kreativität in meinen Alltag einfließen lassen?

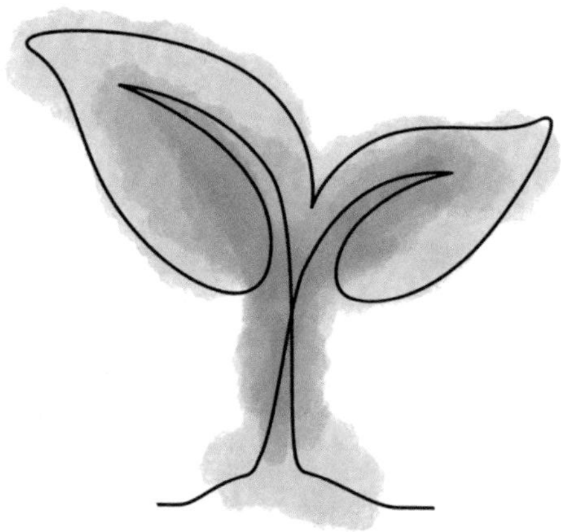

Yoga Nidra für Gelassenheit und Akzeptanz

Warum diese Übung?

- Für mehr Gelassenheit in herausfordernden Situationen
- Bei Überforderung, wenn alles zu viel wird und du Abstand gewinnen möchtest

Es gibt Situationen, da scheint alles über einen hereinzubrechen. Alles läuft schon am Limit – viele Aufgaben, Deadlines, Termine –, und dann kommen noch zusätzliche Herausforderungen dazu, wie etwa eine Erkrankung oder Verletzung, finanzielle Sorgen, oder es geht jemandem in der Familie nicht gut. Manchmal sind es einfach auch viele kleine unvorhergesehene Dinge, die uns überfordern können: Das Auto geht kaputt, oder der Wasserhahn, oder manche Dinge wollen einfach nicht funktionieren.

Je dysregulierter unser Nervensystem schon vorher ist, desto schwerer fällt es uns dann, selbst mit vermeintlichen Banalitäten umgehen zu können. Reizbarkeit, das Gefühl der permanenten Überforderung, Schlafprobleme bis hin zu Angst und Panik können die Folge sein.

In dieser Übung liegt der Fokus auf dem Gefühl der Akzeptanz, um mehr Gelassenheit gegenüber diesen Situationen haben zu können. Denn es gibt nun mal Ereignisse oder Vorkommnisse, die wir nicht ändern können – aber wir können ändern, wie wir damit umgehen. Ob der kaputte Wasserhahn das Fass zum Überlaufen bringt oder nicht. Ob wir durch Phasen mit hohem Anspruch an unser Nervenkostüm gut durchkommen oder mit dem Gefühl, ausgebrannt zu sein.

Während dieser Praxis schärfst du dein Bewusstsein für das, was ist, für den Moment, um weder in der Vergangenheit zu verweilen noch zu weit in der Zukunft zu sein mit deinen Gedanken. Pures Bewusstsein für den Moment kann dir helfen, mehr in die Akzeptanz zu kommen, da du dir erlaubst, im Hier und Jetzt zu sein – auch wenn es nur für einen kurzen Moment ist. In diesem Moment scheinen alle Dinge, die waren oder die noch nicht sind, weniger wichtig – denn der einzige Moment, der wirklich existiert, ist: jetzt.

Vorbereitung

Balasana – Kindspose

Beginne im Fersensitz, die großen Zehen berühren sich und die Fußrücken liegen flach auf dem Boden. Die Knie können zusammenbleiben oder mattenbreit auseinandergehen. Beuge dich beim Ausatmen nach vorn, bis deine Stirn den Boden oder ein Kissen berührt. Die Arme kannst du nach vorn ausstrecken oder neben deinem Körper ablegen, die Handflächen nach oben. Schließe die Augen, atme tief ein und aus und spüre die Entspannung im Rücken. Halte die Position für ein paar Atemzüge oder bis zu 3 Minuten. Eine ausführliche Übungsbeschreibung findest du auf Seite 78.

Bienenatmung

Setze dich bequem hin und schließe die Augen. Atme tief durch die Nase ein und atme mit einem summenden Geräusch aus. Wiederhole dies mehrere Male.

Wenn du diese Übung noch etwas intensivieren möchtest, dann verschließe deine Ohren, indem du deine Zeigefinger sanft auf den Knorpel vor deinem Gehörgang legst oder sanft in den Gehörgang steckst. Du kannst die Finger über die Augen legen. Damit hörst du dein eigenes Summen noch intensiver, was beruhigend wirken kann und deinen Fokus nach innen bringt. Atme so etwa 5 Minuten (ab Seite 76).

Sankalpa-Inspirationen

Deine Intention für diese Übung könnte so oder so ähnlich lauten:

- »Ich lasse los, was ich nicht ändern kann, und finde Frieden in mir.«
- »Gelassenheit erfüllt mein Herz und meinen Geist.«
- »Ich vertraue dem Fluss des Lebens und finde darin Ruhe.«

Für Gelassenheit und Akzeptanz

Dauer: circa 30 Minuten

m-vg.de/link/nidra_6

Mache es dir bequem in deinem Yoga-Nidra-Kokon – lege dich auf den Rücken oder, falls das nicht angenehm ist, auf die Seite oder setze dich aufrecht hin, gut gestützt.
Bereite dich auf diese Yoga-Nidra-Praxis vor, bei der du in einen achtsamen, schlafähnlichen Zustand geführt wirst.
Nimm dir die Zeit dafür, die du brauchst.

Bereite dich darauf vor, nichts zu tun.
Nichts, was du tun musst.
Nichts, was du sein musst.
Nichts, was du fühlen musst.
Niemand, dem du gefallen musst.
Es gibt nur dich.
Keine Erwartungen.
Kein Ziel.
Keine Vorgaben.
Du kannst es nicht falsch machen.
Es gibt nichts, worüber du nachdenken musst.
Mache es dir einfach bequem für diese Praxis des »Nichttuns«.
Passe deinen Körper oder deine Stütze an, so wie es für dich richtig ist, damit du in die Bequemlichkeit sinken kannst.
Nimm dir die Zeit dafür, die du brauchst.

Bringe deine Aufmerksamkeit darauf, wie du dich fühlst.
Deine Position sollte dich entspannt und nicht schläfrig machen.
Wenn du dich sehr müde fühlst, könntest du es etwas weniger warm oder etwas heller machen.
Überprüfe auch die Position deines Kopfes. Wenn dein Kinn nach unten geneigt ist, kann das Schlaf fördern. Versuche, deinen Kopf so zu positionieren, dass dein Kinn weder nach unten noch nach oben zeigt, und beobachte, wie sich deine Energie und Wachheit verändert.
Versuche, deinen Kopf so zu positionieren, dass du entspannt, aber wach bleibst, nicht schläfrig.

Richte dich so ein, dass du wach und aufmerksam bleibst und gleichzeitig in friedlicher Leichtigkeit ruhst.
Überprüfe, dass deine Füße und Knöchel entspannt sind.
Waden, Knie und Oberschenkel entspannt.
Hüften entspannt.
Unterer Rücken, mittlerer Rücken, oberer Rücken entspannt. Der ganze Rücken schmilzt dahin.
Hände und Arme entspannen sich.
Schultern und Nacken entspannen sich.
Kiefer, Zunge und Wangen entspannen sich.
Augen, Stirn und Kopfhaut entspannen sich.
Der ganze Körper ist vollkommen entspannt.
Nichts zu tun.
Der Körper ist ruhig.
Das Bewusstsein bleibt wach.
Yoga Nidra hat nun begonnen.

Jetzt ist der Moment, um dein Sankalpa oder deinen Herzenswunsch zu formulieren.
Wenn du bereits ein Sankalpa hast, lass das freudige Gefühl davon jetzt aufkommen.
Wenn du kein Sankalpa hast, kannst du »Ich vertraue dem Fluss des Lebens und finde darin Ruhe« verwenden.
»Ich vertraue dem Fluss des Lebens und finde darin Ruhe.«
Spüre das Sankalpa wirklich, stelle es dir so lebendig wie möglich vor.
Wenn dieses Gefühl da ist, kann es gar nicht anders, als sich zu manifestieren.
Wiederhole jetzt dein Sankalpa oder »Ich vertraue dem Fluss des Lebens und finde darin Ruhe« dreimal mit Gewissheit und Gefühl.

Bringe dein Bewusstsein nach innen in den Körper.
Erfahre die folgenden Punkte des Körpers energetisch, nicht physisch.
Es werden mehrere Punkte benannt.
Verstehe diese als energetische Bahnen.
Erlaube es deiner Aufmerksamkeit, mühelos von einem Punkt zum nächsten zu wandern.
Ohne bestimmten Fokus, nur das sanfte Fließen der Aufmerksamkeit.
Mühelos.

Wenn du spürst, dass du die Anleitung loslassen und in die Meditation sinken möchtest, dann lass los.
Wenn du dich bewegen musst, dann bewege dich.
Sei mühelos.

Beginne mit der Aufmerksamkeit auf dem energetischen Punkt zwischen den Augenbrauen.
Mühelose Aufmerksamkeit auf dem Punkt zwischen den Augenbrauen.
Die Kehle.
Freies Wechseln der Aufmerksamkeit, ohne Anhaftung.

Das rechte Schultergelenk.
Das Ellenbogengelenk.
Das Handgelenk.
Der rechte Daumen.
Die Spitze des Zeigefingers.
Die Spitze des Mittelfingers.
Die Spitze des Ringfingers.
Die Spitze des kleinen Fingers.
Energetisches Erleben.
Das rechte Handgelenk.
Das Ellenbogengelenk.
Das Schultergelenk.
Die Kehle.
Zum linken Schultergelenk.
Das Ellenbogengelenk.
Das Handgelenk.
Der linke Daumen.
Die Spitze des Zeigefingers.
Die Spitze des Mittelfingers.
Die Spitze des Ringfingers.
Die Spitze des kleinen Fingers.
Zurück zum linken Handgelenk.
Das Ellenbogengelenk.
Das Schultergelenk.

Die Kehle.
Das Herzzentrum in der Mitte des Brustkorbs.

Die rechte Seite des Brustkorbs.
Das Herzzentrum.
Die linke Seite des Brustkorbs.
Das Herzzentrum.
Das Nabelzentrum.
Die Spitze des Steißbeins.
Das rechte Hüftgelenk.
Das Kniegelenk.
Das Sprunggelenk.
Der rechte große Zeh.
Die Spitze des zweiten Zehs.
Die Spitze des dritten Zehs.
Die Spitze des vierten Zehs.
Die Spitze des kleinen Zehs.

Zurück zum rechten Sprunggelenk.
Das Kniegelenk.
Das Hüftgelenk.
Die Spitze des Steißbeins.
Wandere weiter zum linken Hüftgelenk.
Das Kniegelenk.
Das Sprunggelenk.
Der linke große Zeh.
Die Spitze des zweiten Zehs.
Die Spitze des dritten Zehs.
Die Spitze des vierten Zehs.
Die Spitze des kleinen Zehs.

Zurück zum linken Sprunggelenk.
Das Kniegelenk.
Das Hüftgelenk.
Die Spitze des Steißbeins.
Das Nabelzentrum.
Das Herzzentrum.
Die Kehle.

Das Augenbrauenzentrum.
Das Augenbrauenzentrum.

Das Augenbrauenzentrum.

Stelle dir vor, du würdest durch den Punkt zwischen den Augenbrauen ein- und ausatmen.
Atme in einer geraden Linie vom Punkt zwischen den Augenbrauen bis ins Zentrum des Gehirns.
Atme jetzt für 4 bis 5 Atemzüge auf diese Weise.

Lass den Atem feiner und subtiler werden.
Atme in einer geraden Linie vom Punkt zwischen den Augenbrauen bis ins Zentrum des Gehirns.
Der Atem wird immer feiner und feiner.
Bis der Atem fast nicht mehr wahrnehmbar ist.

Lass jetzt dein Sankalpa wieder aufsteigen. Lass dein Sankalpa in Worten und im Gefühl aufsteigen.
Spüre das Sankalpa im ganzen Körper.
Wiederhole jetzt dein Sankalpa oder »Ich vertraue dem Fluss des Lebens und finde darin Ruhe.«
Dein Sankalpa ist empfangen und beginnt bereits, sich zu manifestieren.

Fast alles Tun hat aufgehört.
Nur das Hören bleibt.
Du bereitest dich darauf vor, auch das Hören loszulassen, um zu erfahren, was jenseits davon liegt.
Wenn alles Tun endet, bleibt nur reine Achtsamkeit.
Ewig frei, ewig gegenwärtig.
Gegenwärtig im Tun und im Nicht-Tun.
Konstant. Ewig.
Achtsamkeit ist das, was bleibt, wenn alles Tun endet.
Reine Achtsamkeit.

Das ist dein wahres Wesen.
DAS ist, wer du bist.
Du, die Achtsamkeit, bist in deinem ganzen wachen Leben, im Traum, im Tiefschlaf und wieder beim Erwachen gegenwärtig.
Du bist der Faden, der alles durchzieht.
Du bist die Achtsamkeit.
Du bist die Gelassenheit.

Achtsam durch das Angenehme und Unangenehme, durch Erfolg und Misserfolg.
Und dennoch immer frei und unberührt von all dem.
Frei und unberührt.
Du bist die reine Achtsamkeit, die reine Gelassenheit.
Unter all den Gedanken und Handlungen, dort bist du im Frieden.
Du bist Frieden.
Du bist der Frieden, den du die ganze Zeit gesucht hast. Du, dein Selbst.

Es gibt nichts zu suchen.
Nichts zu erreichen.
Keine Distanz zwischen dem, was du suchst, und dem, was du bereits bist.
Du bist es.
Lass jetzt das Gehirn ruhen.
Es gibt nichts mehr zu tun.
Lass den Geist los, wie ein Instrument, das du festgehalten hast.
Lass den Geist los.
Lass ihn gehen.
Sinke in die Stille und den Frieden, die bleiben.
Sinke in die Stille und den Frieden.
Ruhe für 4 bis 10 Minuten in dem Frieden deines Selbst.

Bringe dein Bewusstsein zurück zum Atem.
Spüre, wie dein Körper atmet.
Nimm dir einen Moment, um das »Nichtstun« deines Atems zu genießen.
Nimm dir die Zeit dafür, die du brauchst.

Nimm jetzt einen tiefen Atemzug.
Spüre, wie Energie und Achtsamkeit in deinen Körper zurückkehren.
Yoga Nidra ist nun abgeschlossen.
Atme noch einmal tief ein.
Und aus.

Und wenn du das Bedürfnis hast, sanfte Bewegungen zu machen, dann tue dies.
Wenn du größere Bewegungen machen möchtest, dann bewege dich.
Höre in dich hinein und bewege dich, wann und wie es dir richtig erscheint.

Und wenn du liegst, rolle dich zur rechten Seite, wenn es sich für dich gut anfühlt.
Und wenn du magst, nimm dir einen Moment Zeit, um über deine Erfahrung nachzudenken.

Was nimmst du heute aus deiner Erfahrung mit?
Setze dich langsam auf.
Halte deine Augen, wenn möglich, noch geschlossen.
Spüre, wie die Energie aufsteigt, während du dich aufrichtest.
Spüre, wie sich der Körper aktiviert.
Der Geist wird aktiv.
Und doch bleibst du weiterhin entspannt.

Öffne langsam und sanft die Augen, wenn du bereit bist, und kehre in den Raum und deinen Tag zurück, verbunden mit dir und deinem Sein.

Reflexion

1. Was hat mir geholfen, während der Übung einen Moment der Gelassenheit zu finden?
2. In welchen Bereichen meines Lebens spüre ich am meisten Überforderung?
3. Wie fühlt sich der Zustand der Akzeptanz für mich an?
4. Gab es während der Übung Momente, in denen ich nur im Hier und Jetzt war?
5. Wie kann ich im Alltag mehr Gelassenheit und Akzeptanz kultivieren, wenn alles zu viel wird?

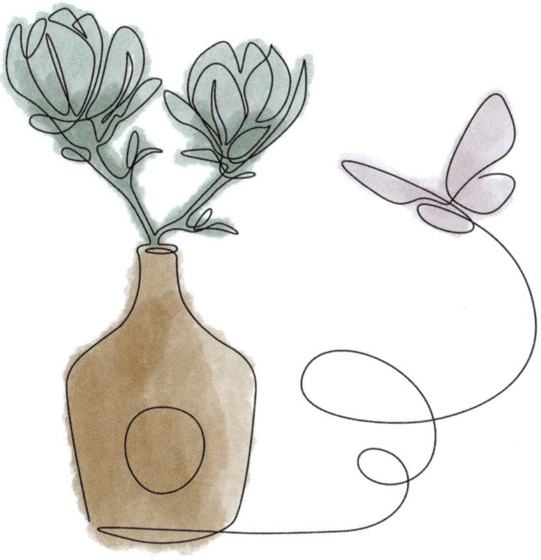

Yoga Nidra für Hormonbalance

Warum diese Übung?

- Für ein ausgeglichenes Hormonsystem, für die Verbindung mit der eigenen inneren Kraft und Intuition
- Bei Zyklusbeschwerden, prämenstruellem Syndrom (PMS), Kinderwunsch oder Beschwerden in den Wechseljahren; auch für Männer zur Hormonbalance geeignet

Diese spezielle Yoga-Nidra-Praxis richtet sich an diejenigen, die ihre hormonelle Balance unterstützen möchten – besonders bei Beschwerden wie unregelmäßigen Zyklen, PMS oder Wechseljahressymptomen. Hormone und Stress sind eng miteinander verknüpft. Wenn unser Körper unter chronischem Stress steht, produziert er vermehrt das Stresshormon Cortisol, das wiederum die Sexualhormone wie Östrogen und Progesteron aus dem Gleichgewicht bringen kann. Dies kann zu Symptomen wie verstärkten Menstruationsschmerzen oder Stimmungsschwankungen führen. Yoga Nidra hilft hier auf mehreren Ebenen.

Durch seine tief entspannende Wirkung unterstützt Yoga Nidra das Nervensystem und hilft, den Stresspegel zu senken. Wenn der Körper weniger Stresshormone wie Cortisol ausschüttet, wird die Balance der weiblichen Hormone stabiler. Frauen, die regelmäßig Yoga Nidra praktizieren, berichten häufig von einem stabileren Zyklus und weniger Beschwerden. Es wird auch angenommen, dass die Praxis durch die Stimulierung der Hypophyse, die eine zentrale Rolle in der Steuerung hormoneller Prozesse spielt, die Produktion von schmerzlindernden Stoffen wie Endorphinen anregt. Diese können nicht nur Menstruationsbeschwerden lindern, sondern auch zu einem allgemeinen Gefühl des Wohlbefindens beitragen. Auch Männer können von dieser Praxis profitieren, da sich die Hormonbalance sich nicht auf ein bestimmtes Hormon bezieht, sondern das gesamte System so reguliert, dass eine ausgeglichenere Hormonbildung stattfinden kann.

Die beruhigende Wirkung von Yoga Nidra ermöglicht es dem Körper, sich von tiefem Stress zu erholen, was besonders in Zeiten hormoneller Veränderungen – wie während des Zyklus oder in den Wechseljahren – von Bedeutung ist. Diese Praxis schafft einen Raum, um wieder in Kontakt mit der weiblichen Energie zu kommen und die Verbindung zum eigenen Körper stärken zu können. Dies hilft dabei, sich in Phasen hormoneller Schwankungen geerdet und stabiler zu fühlen.

Diese Praxis ist inspiriert von den Prinzipien des Hormonyoga, das von Dinah Rodrigues entwickelt wurde.[21] Diese Yoga-Nidra-Übung hat nur eine sanfte Wirkung auf das Hormonsystem, während die Hormon-Yoga-Übungen sich stärker auf die Hormone auswirken können und gewisse Kontraindikationen haben.

Vorbereitung

Viparita Karani – halber Schulterstand

Diese sanfte Umkehrhaltung wirkt ausgleichend und ist ideal als Vorübung für diese Yoga-Nidra-Praxis. Die Beine und das Becken werden entspannt.
Setze dich seitlich an eine Wand mit Gesäß und Füßen zur Wand. Drehe dich auf den Rücken. Strecke deine Beine gerade nach oben an die Wand, sodass sie aufliegen. Lege deine Arme entspannt neben deinen Körper, Handflächen nach oben. Schließe die Augen und atme tief und ruhig.

Verweile 5 bis 10 Minuten in dieser Position, während du deinen Atem beobachtest und deinen Körper entspannen lässt. Eine ausführliche Übungsbeschreibung findest du auf Seite 79.

Wechselatmung

Setze dich bequem mit geradem Rücken und entspannten Schultern hin. Lege deine linke Hand locker auf das linke Knie. Beuge Zeige- und Mittelfinger deiner rechten Hand, sodass Daumen, Ringfinger und kleiner Finger gestreckt bleiben (Vishnu-Mudra). Atme ruhig durch die Nase ein und dann aus. Verschließe nun mit dem Daumen das rechte Nasenloch und atme langsam durch das linke

Nasenloch ein. Verschließe dann das linke Nasenloch mit dem Ringfinger, öffne das rechte und atme vollständig aus. Atme nun durch das rechte Nasenloch ein, verschließe es mit dem Daumen, öffne das linke und atme aus.
Wiederhole diesen Zyklus für 5 bis 10 Minuten oder solange es angenehm ist.
Eine ausführliche Übungsbeschreibung findest du auf Seite 73.

Sankalpa-Inspirationen

Deine Intention für diese Übung könnte so oder so ähnlich lauten:

- »Ich bin im Einklang mit meinen Hormonen und meiner inneren Kraft.«
- »Ich erlaube meinem Körper, in seine natürliche Harmonie zurückzufinden.«
- »Ich vertraue auf die natürliche Balance meines Hormonsystems.«

Für Hormonbalance

Dauer: circa 20 Minuten

m-vg.de/link/nidra_7

*Mache es dir so bequem wie möglich für diese Yoga-Nidra-Praxis.
Für deine Entspannung mit einem wachen Bewusstsein.
Bereite dich darauf vor, loszulassen.
Lege dich auf den Rücken oder, wenn das angenehmer ist, auf die Seite oder setze dich in eine gut gestützte, bequeme Position.
Vielleicht möchtest du dir einen gemütlichen Kokon aus Kissen, Decken oder Polstern machen – nimm dir alles, was dein Körper gerade braucht, um sich vollkommen wohlzufühlen.*

*Lass alles los, was du gerade denkst, tun zu müssen.
Jetzt gibt es nichts, was du erledigen musst.
Wechsle sanft vom Tun ins Sein.*

*Diese Zeit gehört nur dir.
Diese Praxis ist nur für dich.
Es gibt kein Richtig oder Falsch.
Es gibt keinen falschen Weg, diese Übung zu machen.*

*Passe alles so an, wie es für dich richtig ist.
Spüre in dich hinein, was du jetzt brauchst, und erfülle dir dieses Bedürfnis.
Vielleicht möchtest du viele Kissen und Decken, vielleicht nur ein paar oder gar keine.
Alles ist willkommen.
Mache, was immer nötig ist, damit du dich unterstützt, gehalten und frei von Spannungen fühlst.
Sorge dafür, dass du deine Beine komplett entspannen kannst.
Mache es dir so richtig bequem für diese Praxis des »Nichttuns«.
Prüfe, ob dich Kleidung, Schmuck oder etwas anderes stören könnte.
Falls ja, passe es jetzt an.*

*Atme tief ein und lass beim Ausatmen alle Anspannung los.
Führe nun einen Körper-Check durch und überprüfe, ob jeder Teil deines Körpers so entspannt wie möglich ist.
Falls du nicht vollständig entspannen kannst, ist das in Ordnung.
Du bist willkommen, so wie du bist.*

Überprüfe, ob deine Füße und Knöchel entspannt sind.
Waden, Knie und Oberschenkel so entspannt wie möglich.
Hüften entspannt.
Unterer, mittlerer und oberer Rücken – lass alle Spannungen los.
Dein Rücken schmilzt dahin.
Hände und Arme lassen los.
Schultern und Nacken werden weich, Spannungen lösen sich.
Kiefer, Zunge und Wangen lassen los.
Augen, Stirn und Kopfhaut entspannen sich.
Der ganze Körper schmilzt in die Erde unter dir, die dich trägt.
Die Erde trägt dich.

Atme tief ein und lass beim Ausatmen die letzte Anspannung los.
Lass alle Gedanken und jede Vorstellung, etwas tun zu müssen, los.
Sei einfach.
Dies ist deine Zeit.
Kein Plan, nur Frieden.

Wenn du es noch nicht getan hast, mache letzte Anpassungen.
Beginne, die Stille wahrzunehmen.
Du kannst dich jederzeit bewegen, aber genieße die Süße dieser Stille.
Dieses einfache Sein.
So einfach und doch so frei.
Alles ist da für dich, in dieser Stille.

Lass diese Worte sanft zu dir kommen.
Du musst nichts tun.
Müheloses Bewusstsein.
Yoga Nidra hat nun begonnen.

Nun ist es an der Zeit, dein Sankalpa, deine Intention zu säen.
Vielleicht formulierst du dein eigenes Sankalpa.
Oder dein Sankalpa könnte lauten: »Ich bin im Einklang mit meinen Hormonen und meiner inneren Kraft.«
Erlaube deinem Sankalpa, im Bewusstsein aufzusteigen.
Fühle dein Sankalpa.
Wiederhole innerlich dein Sankalpa.
Stelle dir dein Sankalpa als bereits eingetretenes Manifest vor.
Fühle, dass dein Sankalpa jetzt schon lebendig wird.

Richte deine Aufmerksamkeit auf deinen linken Fuß.
Stelle dir vor, wie ein wunderschönes Licht über deinen linken Zehen schwebt.
Mit deiner nächsten natürlichen Einatmung wird das Licht in deine Zehen hineingezogen.
Es dringt in deinen Fuß ein und beginnt dann, dein Bein hinaufzufließen, bis zum linken Knie.
Es leuchtet hinauf bis zum Hals, wo die Schilddrüse strahlt, und das Licht erreicht die Mitte deines Gehirns, wo die Hypophyse leuchtet.
Beim Ausatmen dehnt sich das Licht aus und strahlt nach unten.
Beim Einatmen ziehst du es in einen einzelnen, hellen Lichtpunkt zusammen.
Dann spüre hinunter zu deinen rechten Zehen und Fingerspitzen.
Atme aus und spüre, wie das Licht nach unten fließt, wie ein Wasserfall, der deine Energiebahnen, deine Nadis frei macht.
Vielleicht werden Blockaden wie weißer Rauch aus deinen Zehen und Fingerspitzen herausgelassen.
Die Nadis füllen sich vollständig mit Licht.
Ein weiteres Licht, wie ein Stern, eine Lichtkugel, schwebt über deinen rechten Zehen.
Mit deiner nächsten Atmung wird das Licht in deine Zehen hineingezogen.
Es dringt in deinen Fuß und beginnt dann, bis zum rechten Knie hinaufzufließen.
Es leuchtet durch den Körper bis hin zur Kehle.
Die Kehle leuchtet auf, die Mitte des Kopfes strahlt.
Beim Ausatmen breitet sich das Licht unendlich weit aus.
Beim Einatmen ziehst du es wieder in einen hellen Punkt zusammen.
Dann spüre hinunter zu den Zehen und Fingerspitzen der linken Seite.
Atme aus und lass das Licht wie einen Blitz nach unten fließen, die Nadis durchspülen und alle Blockaden herausdrücken, wie weißer Rauch, der aus den Zehen und Fingerspitzen strömt.
Fahre mit einem weiteren Durchgang fort: Atme Licht in deinen linken Fuß, bis zum Knie hinauf.
Das Licht leuchtet durch den Körper, bis zur Schilddrüse und in die Mitte deines Kopfes.
Beim Ausatmen breitet es sich unendlich weit aus.
Beim Einatmen ziehst du es in einen einzigen Lichtpunkt zusammen.

Beim Ausatmen fließt es erneut hinunter durch die rechte Seite, den Körper entlang, bis es den Fuß erreicht und den ganzen Körper mit Licht füllt.
Wiederhole dies 3 weitere Male.
Spüre nun das Licht in deinem ganzen Körper.
Nun richte deine Aufmerksamkeit auf deine Stirn, spüre sie weich und entspannt.
Das Licht schwebt über deiner Stirn.
Wenn du bereit bist, stelle dir vor, wie das Licht langsam in deine Haut einsinkt und deinen Kopf mit Licht flutet.
Dein Kopf ist nun vollständig mit Licht gefüllt.
Beim Ausatmen breitet sich das Licht in alle Richtungen aus.
Atme ein und ziehe es in die Mitte deines Kopfes, in einen hellen Lichtpunkt.
Lass deine Konzentration zum Wurzelchakra, zum Beckenboden, wandern.
Beim Ausatmen visualisiere, wie die Gegend entlang deiner Wirbelsäule, dein Sushumna Nadi, mit Licht durchflutet wird.
Vielleicht siehst du, wie weißer Rauch aus deinem Beckenboden aufsteigt, alle Blockaden werden herausgelassen.
Das Licht strahlt hier.
Beim Ausatmen dehnt es sich aus.
Beim Einatmen ziehst du es wieder in einen hellen Punkt zusammen.
Fahre fort, die Wirbelsäule Wirbel für Wirbel von unten nach oben mit Licht zu füllen, bis dein ganzer Körper von strahlendem Licht erfüllt ist, das aus deinem Scheitel herausstrahlt.
Bleibe in diesem Gefühl, vollständig vom Licht durchdrungen zu sein, während du weiter ruhig atmest.

Bringe dein Bewusstsein zurück zu deiner Atmung.
Spüre, wie dein Körper atmet.
Nimm dir einen Moment, um das »Nichttun« deines Atems zu genießen.
Nimm dir die Zeit dafür, die du brauchst.
Nimm jetzt einen tiefen Atemzug.
Spüre, wie Energie und Achtsamkeit in deinen Körper zurückkehren.
Yoga Nidra ist nun abgeschlossen.
Atme noch einmal tief ein.
Und aus.

Wenn du das Bedürfnis hast, sanfte Bewegungen zu machen, dann tue dies.

Wenn du größere Bewegungen machen möchtest, dann bewege dich.
Höre in dich hinein und bewege dich, wann und wie es dir richtig erscheint.

Wenn du liegst, rolle dich zur rechten Seite, wenn es sich für dich gut anfühlt.
Und wenn du magst, nimm dir einen Moment Zeit, um über deine Erfahrung nachzudenken.
Was nimmst du heute aus deiner Erfahrung mit?
Setze dich langsam auf.
Halte deine Augen, wenn möglich, noch geschlossen.
Spüre, wie die Energie aufsteigt, während du dich aufrichtest.
Spüre, wie sich der Körper aktiviert.
Der Geist wird aktiv.
Und doch bleibst du weiterhin entspannt.

Öffne langsam und sanft die Augen, wenn du bereit bist, und kehre in den Raum und deinen Tag zurück, verbunden mit dir und deinem Sein.

Reflexion

1. Wie fühlte sich die Visualisierung des Lichts in deinem Körper an? Gab es bestimmte Bereiche, in denen du das Licht besonders intensiv wahrgenommen hast?
2. Hast du bemerkt, wie sich dein Körper während der Übung entspannt hat? Welche körperlichen Veränderungen konntest du spüren?
3. Wie hast du die Verbindung zu deinem *Sankalpa*, deiner Intention, erlebt? Hat sich das *Sankalpa* während der Übung verändert oder gefestigt?
4. In welchen Momenten der Übung fühltest du dich besonders in deiner inneren Balance oder in Verbindung mit deinem Körper?
5. Wie möchtest du das Gefühl der inneren Verbindung und Stärke in deinen Alltag bringen? Was könnte dir dabei helfen?

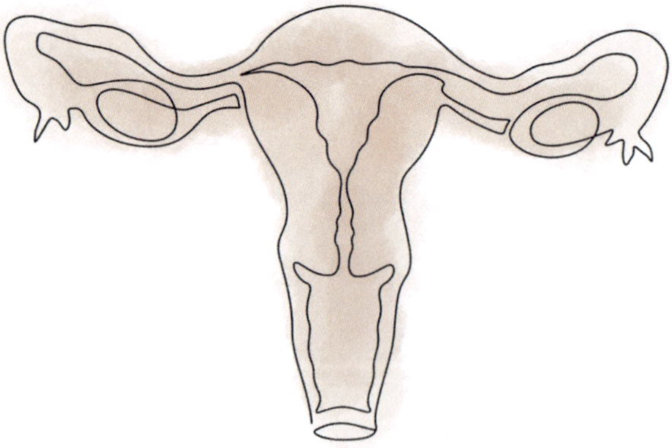

Yoga Nidra für grenzenlose Entfaltung

Warum diese Übung?

- Für die Verbindung zu deiner unendlichen Kreativität und deinem inneren Potenzial
- Für das Loslassen limitierender Gedanken
- Bei Gefühlen des Festhängens, bei limitierenden Glaubenssätzen und negativen Selbstgesprächen

Oft sind es nicht äußere Umstände, die uns begrenzen, sondern innere Glaubenssätze, die wir unbewusst verinnerlicht und in uns verankert haben. Diese Überzeugungen prägen das Bild, das wir von uns selbst sehen, und welche Möglichkeiten wir für uns selbst wahrnehmen. »Ich kann das nicht«, »Ich bin nicht gut genug« oder »Ich darf nicht scheitern« – solche inneren Dialoge schränken uns ein und lassen uns in starre Muster verfallen, aus denen man nur sehr schwer wieder herausfindet. Sie wirken wie unsichtbare Mauern, die unsere Kreativität, unseren Selbstausdruck und die Entfaltung unseres vollen Potenzials blockieren.

Diese Praxis ist eine Einladung, diese inneren Barrieren auf sanfte Weise aufzulösen. Indem wir in einen Zustand tiefer Entspannung eintauchen, öffnen wir einen Raum, in dem unser Verstand loslassen kann. Dieser Zustand des vermeintlichen »Nichttuns« ermöglicht es uns, uns mit unserem tiefsten Selbst zu verbinden und limitierende Gedanken loszulassen.

Durch gezielte Körperwahrnehmung, das Lenken der Aufmerksamkeit auf den Atem und das Erleben unserer Sinne in der Tiefe führt uns die Praxis in einen Zustand innerer Ruhe und Achtsamkeit. In dieser Stille entfaltet sich die Verbindung zu unserer Kreativität und unserem inneren Potenzial auf ganz natürliche Weise. Gleichzeitig unterstützt uns Yoga Nidra dabei, unser Selbstbild liebevoll zu hinterfragen. Welche Möglichkeiten könnten sich entfalten, wenn du den Mut findest, dich von den Schranken deines inneren Zweifels zu befreien?

Diese Yoga-Nidra-Praxis bietet dir den Raum, dich von den Erwartungen und dem ständigen Druck des Alltags zu lösen. Du kannst einfach sein und darauf vertrauen, dass sich die Arbeit in dir vollzieht, während du loslässt.

Mit jedem bewussten Atemzug, jeder achtsamen Wahrnehmung deiner inneren Welt und jeder Wiederholung deines *Sankalpas* begibst du dich auf eine Reise, die dir hilft, deine unbegrenzten Möglichkeiten zu spüren und dein inneres Licht zum Leuchten zu bringen. Diese Praxis ist eine Einladung, dich mit deiner unendlichen Kreativität zu verbinden, alte Muster zu transformieren und dein Leben von innen heraus zu entfalten.

Vorbereitung

Shake it off

Fange im Stehen an, dich auszuschütteln. Beginne bei den Schultern, schüttle dann die Arme, wippe dann in den Knien und lass deinen Kopf sanft mitschütteln. Nach Belieben kannst du zu Musik schütteln. Atme durch den Mund hörbar ein, als ob du die Luft durch einen Strohhalm saugen würdest, und atme auf »haaa-ahh« durch den Mund aus. Schüttle dich 1 bis 2 Minuten aus. Eine genaue Übungsbeschreibung findest du auf Seite 80.

Hier kannst du auch schon anfangen, die ersten limitierenden Gedanken loszulassen. Lass mit jedem »Haaah« los, was du nicht mehr brauchst: Selbstzweifel, das Gefühl, nicht gut genug zu sein, Härte und Strenge mit dir selbst. Mit jeder Einatmung atme Kraft, Motivation und Anerkennung für dich selbst ein. Es ist okay, wenn sich das zunächst einmal seltsam anfühlt. Versuche es trotzdem und spüre, wie befreiend es sein kann.

Langsame Zwerchfellatmung

Setze oder lege dich bequem hin und lege eine Hand auf deinen Bauch. Atme tief durch die Nase ein und spüre, wie sich dein Bauch hebt. Beim Ausatmen senkt sich der Bauch wieder. Diese ruhige, tiefe Atmung aktiviert den Parasympathikus, was zur Entspannung beiträgt und den Geist beruhigt. Sie ist besonders gut geeignet, um den Körper auf die Entspannungsphase in Yoga Nidra vorzubereiten. Atme etwa 5 Minuten auf diese Weise.

Du kannst mit dieser Atmung verschiedene Atemmuster üben: Box Breathing oder Dreiecksatmung. Eine genauere Anleitung hierzu findest du auf Seite 75.

Sankalpa-Inspirationen

Deine Intention für diese Übung könnte so oder so ähnlich lauten:

- »Ich habe unendliche kreative Kraft.«
- »Ich habe grenzenlose Möglichkeiten.«
- »Ich kann mich grenzenlos entfalten.«

Für grenzenlose Entfaltung

Dauer: circa 40 Minuten

m-vg.de/link/nidra_8

Mache es dir bequem in deinem Yoga-Nidra-Kokon – lege dich auf den Rücken oder, falls das nicht angenehm ist, auf die Seite oder setze dich aufrecht hin, gut gestützt.
Bereite dich auf diese Yoga-Nidra-Praxis vor, bei der du in einen schlafähnlichen, achtsamen Zustand geführt wirst.

Bereite dich darauf vor, nichts zu tun.
Nichts, was du tun musst.
Nichts, was du sein musst.
Nichts, was du fühlen musst.
Niemand, dem du gefallen musst.
Es gibt nur dich.
Keine Erwartungen.
Kein Ziel.
Keine Vorgaben.
Du kannst es nicht falsch machen.
Es gibt nichts, worüber du nachdenken musst.
Mache es dir einfach bequem für diese Praxis des »Nichttuns«.
Passe deinen Körper oder deine Stütze an, so wie es für dich richtig ist, damit du in die Bequemlichkeit sinken kannst.
Nimm dir die Zeit dafür, die du brauchst.

Sobald du bereit bist, schließe deine Augen.
Beginne, deinen Blick nach innen zu wenden.
Verstehe, dass du während des Yoga Nidra möglicherweise nicht jedes einzelne Wort, das ich sage, bewusst wahrnimmst.
Lass die Anweisungen einfach über dich hinwegfließen.

Sei dir bewusst und konzentriere dich auf die Anweisungen, die du hörst, und vertraue darauf, dass die Arbeit von selbst geschieht.
Um vollständig in die Praxis des Yoga Nidra einzutauchen, ist es wichtig, während der gesamten Praxis wach zu bleiben.
Also wiederhole zu Beginn die folgende Aussage dreimal für dich selbst:
Während dieser Praxis bleibe ich wach.
Während dieser Praxis bleibe ich wach.

Während dieser Praxis bleibe ich wach.

Yoga Nidra hat nun begonnen.

Werde dir des Raumes um dich herum bewusst.
Beginne mit dem Empfinden des Tastsinns.
Spüre die Qualität der Luft, die Temperatur, das Gefühl deiner Kleidung, das Gefühl der Schwerkraft und den Boden darunter.
Lass jede Empfindung über dich hinwegfließen und lass sie dann los, bevor du zur nächsten übergehst.

Werde dir der Geräusche bewusst, die du hörst. Verschiedene Schichten von Geräuschen. Ferne und nahe.
Nimm jedes Geräusch wahr. Nimm alles wahr, ohne jede Bewertung und ohne darin zu verweilen.
Gerüche der Luft, die vorhanden sind.
Geschmackswahrnehmungen im Mundraum.
Jede Art von visueller Empfindung.
Farben hinter den Augenlidern.
Formen, die sich bilden.
Die Abwesenheit von visuellen Eindrücken.
Nimm alles wahr, was du beobachtest.

Und lass es dann los.
Und lass es dann ziehen.
Und lass es dann weiterdriften.

Werde zu einem neutralen Gefäß der Beobachtung.
Geräusche.
Visuelle Eindrücke.
Geschmack.
Gerüche.
Berührung.
Gefühle.
Alles zieht durch dich hindurch.
Und alles vergeht in seiner eigenen Zeit.

Jetzt ist der Moment, um dein Sankalpa oder deinen Herzenswunsch zu formulieren.
Lass das freudige Gefühl des Sankalpas jetzt aufkommen.

Es könnte lauten:
»Ich habe unendliche kreative Kraft.«
»Ich habe grenzenlose Möglichkeiten.«
»Ich darf mich grenzenlos entfalten.«
Oder auch ganz anders, wie es sich für dich richtig anfühlt.
Spüre das Sankalpa wirklich, stelle es dir so lebendig wie möglich vor.
Wenn dieses Gefühl da ist, kann es gar nicht anders, als sich zu manifestieren.
Wiederhole jetzt dein Sankalpa dreimal mit Gewissheit und Gefühl.

Komme zur Körperwahrnehmung.
Lass das innere Auge auf jeden Teil fokussieren, während er benannt wird, und lass ihn dann los, bevor du zum nächsten übergehst.
Richte deine Aufmerksamkeit auf deine rechten Zehen.
Rechte Zehen.
Der Raum zwischen den Zehen.
Der Ballen des rechten Fußes.
Das Fußgewölbe des rechten Fußes.
Rechte Ferse.
Oberseite des Fußes.
Rechtes Sprunggelenk.
Rechtes Schienbein.
Rechte Wade.
Rechtes Knie.
Rechte Gesäßhälfte.
Rechter Oberschenkel.
Das gesamte Bein löst sich vollständig.
Dein Bewusstsein fließt wie Wasser, um das gesamte rechte Bein zu füllen, und dann lässt du es wieder los.

Gehe zum linken Bein über.
Linke Zehen.
Der Raum zwischen den Zehen.
Ballen des linken Fußes.
Fußgewölbe des linken Fußes.
Linke Ferse.
Oberseite des linken Fußes.

Linkes Sprunggelenk.
Linkes Schienbein.
Linke Wade.
Linkes Knie.
Linke Gesäßhälfte.
Linker Oberschenkel.
Das gesamte linke Bein löst sich vollständig.
Dein Bewusstsein fließt wie Wasser, um das gesamte linke Bein zu füllen, und dann lässt du es los.

Verlagere deine Aufmerksamkeit zur rechten Handfläche.
Rechter kleiner Finger, vierter Finger, dritter Finger, zweiter Finger, Daumen.
Der Raum zwischen den Fingern.
Rückseite der rechten Hand.
Rechte Handfläche.
Ganze rechte Hand.
Rechtes Handgelenk.
Rechter Unterarm.
Rechter Ellenbogen.
Rechter Oberarm.
Rechte Schulter.
Nimm deinen ganzen rechten Arm wahr.
Visualisiere den ganzen rechten Arm.
Gieße dein Bewusstsein wie Flüssigkeit hinein, um den Arm vollständig zu füllen, und lass ihn dann los.
Lass ihn los.

Nimm die linke Handfläche wahr.
Linker kleiner Finger, vierter Finger, dritter Finger, zweiter Finger, Daumen.
Rückseite der linken Hand.
Linke Handfläche.
Ganze linke Hand.
Linkes Handgelenk.
Linker Unterarm.
Linker Ellenbogen.
Linker Oberarm.
Linke Schulter.

Nimm deinen ganzen linken Arm wahr.
Visualisiere deinen ganzen linken Arm.
Gieße dein Bewusstsein wie Flüssigkeit hinein, um den Arm vollständig zu füllen.
Lass ihn los.

Verlagere deine Aufmerksamkeit auf deinen Rücken.
Basis der Wirbelsäule.
Kreuzbein.
Mittlere Wirbelsäule.
Obere Wirbelsäule.
Schulterblätter.
Obere Schultern.
Nackenrückseite.
Basis des Schädels.
Hinterkopf und die Krone des Kopfes.

Gieße dein Bewusstsein wie Flüssigkeit in den gesamten Rücken des Torsos und lass dann los.
Lass den Körper vollständig gehalten sein.

Verlagere deine Aufmerksamkeit auf die Vorderseite.
Nabel.
Unterer Bauch.
Oberer Bauch.
Rippen.
Brust.
Schlüsselbeine.
Schultern.
Halsbereich.
Kinn.
Lippen.
Nasenlöcher.
Ohren.
Innenohr.
Wangenknochen.
Augenlider.
Stirn.

Oberseite des Kopfes, direkt an der Krone des Kopfes.

Gieße dein Bewusstsein wie Flüssigkeit in den gesamten vorderen Torso, lass den vorderen Raum des Körpers leicht gefüllt sein und lass dann sanft los.
Lass den vorderen Raum des Körpers leicht gefüllt sein und sanft loslassen.
Eine Leichtigkeit strahlt von allen Rändern des Körpers aus.
Und die Schwere erdet dich fest durch jeden Berührungspunkt um dich herum.

Alle Anspannung, alle Müdigkeit sind verflogen.
Lass den Körper vollkommen in der Stille ruhen.

Alle Anspannung, alle Müdigkeit sind nicht existent.
Werde dir des Atems bewusst.

Nimm deinen Atem bewusst wahr.
Beobachte, wo die Luft durch die Nase eintritt.
Durch den Halsraum reist.
In den oberen Teil der Lungen.
Den unteren Teil der Lungen.
Wieder hinaus.

Obere Lungen, Brust, Halsraum, Nasenlöcher.
Lass deinen Atemfluss Lebensenergie in den Körper bringen.
Ein gleichmäßiger Rhythmus, der deine Praxis erdet.
Alle Anspannung, alle Müdigkeit sind verflogen.

Lass den Körper vollkommen in der Stille ruhen.
Alle Anspannung, alle Müdigkeit sind verflogen.

Lass deinen Atemfluss Lebensenergie in den Körper bringen.
Eine Leichtigkeit strahlt von allen Rändern des Körpers aus.
Alle Anspannung, alle Müdigkeit sind verflogen.

Lass den Körper vollkommen in der Stille ruhen.
Lass den Körper vollkommen in der Stille ruhen.
Alle Anspannung, alle Müdigkeit sind verflogen.

Lass deinen Atemfluss Lebensenergie in den Körper bringen.
Alle Anspannung, alle Müdigkeit sind verflogen.

Du befindest dich an einem Gewässer. Einem See, am Meer oder an einem Fluss.
Je nachdem, was sich für dich eröffnet.
Betrachte dieses Gewässer.
Nimm die Qualität des Wassers wahr, die Gerüche, die Geräusche, die erzeugt werden, die Formen.
Jegliche Gerüche, die aus der Luft kommen. Stelle dir vor, wie das Wasser auf der Zunge schmecken könnte.
Beginne, deinen Geist auf das Wasser auszurichten.

Setze dich hin, um deine Zehen in die Wasseroberfläche zu tauchen und deine Füße hineinzutauchen.
Kühles, kühles Wasser.
Spüre, wie die Füße von diesem kalten, kalten Wasser umgeben sind.
Und während du deine Augen schließt, lass die Wärme des Sonnenscheins durch die Wolken über dir hindurchbrechen.
Die Sonne strahlt auf dein Gesicht. Warmer, warmer Sonnenschein.
Nimm das kühle, kühle Wasser an deinen Füßen wahr.
Nimm den warmen, warmen Sonnenschein auf deiner Haut, dem Gesicht, der Krone des Kopfes wahr.
Kühles, kühles Wasser. Warmer, warmer Sonnenschein.
Kühles, kühles Wasser.
Nimm das kühle, kühle Wasser wahr.
Nimm schließlich beides gleichzeitig wahr.
Kühl und warm. Kühl und warm zusammen.

Beginne, weiter ins Wasser zu gehen.
Kühl, kühl, kühl, kühl, kühl.
Geh tiefer hinein, bis du hüfttief im Wasser stehst.
Strecke deine Arme aus, um dich zurückzulehnen.
Beginne auf der Wasseroberfläche zu schweben.
Gehalten von der Bewegung des Wassers.
Gehalten von der Schwerkraft und dem Wasser selbst.
Du beginnst, eine Weile auf der Wasseroberfläche zu treiben.
Du schaust nach oben und siehst die Wolken über dir.
In den Wolken bemerkst du Formen, die sich in den Wolken bilden.
Und was siehst du in den Formen der Wolken, die sich bilden?

Die Formen der Wolken beginnen, sich neu zu ordnen, und senden dir eine Botschaft.

Du kommst aus dem Wasser und stehst am Ufer.
Das Wasser bewegt sich weiterhin in seinem eigenen Tempo.
Der Wind raschelt sanft durch die Blätter.
Und winzige Kreaturen in der Ferne sammeln Eicheln und bauen Nester.
Du nimmst das Geräusch eines fernen Vogels wahr, so fern, dass du genau hinhörst, um das Zwitschern zu hören.
Das Zwitschern der Vögel.
Und dann eine Krähe, die ganz nah vorbeifliegt.
Die fernen Vögel zwitschern.
Und das Krächzen der Krähe in der Nähe.
Die fernen Vögel.
Und die Krähe ganz in der Nähe.
Nimm schließlich beide Geräusche gleichzeitig wahr, fern und nah.
Fern und nah gleichzeitig.

Beginne zu gehen.
Richte dich auf und folge einem Pfad, den du findest, der davon wegführt.
Vom Rand des Wassers.
Auf dem Weg bemerkst du einen strengen Geruch.
Nimm diesen Geruch wahr.
Er füllt die Nasenlöcher.
Reagiere stark auf diesen Geruch.
Er ist so stark und intensiv.

Während du deinen Weg fortsetzt, bemerkst du eine leuchtende Blume.
Welche Farbe könnte sie haben?
Sie macht dich neugierig und du gehst auf die Blume zu, um ihren Duft wahrzunehmen.
Welches Aroma könnte sie haben?
Fülle die Nasenlöcher mit diesem floralen Duft, süß und stark.

Und jetzt bemerkst du erneut den strengen Geruch.
Und dann die Blume.
Und den strengen Geruch.
Und dann die Blume.
Und beide gleichzeitig, Blume und strengen Geruch zusammen.

Und dann die Blume.

Gehe weiter auf dem Pfad.
Schließlich bemerkst du das Gefühl des Bodens unter deinen Füßen.
Steine unter den Füßen, uneben und schroff.
Nach ein paar Schritten findest du weichere, federnde Erde.
Sie scheint fast unter dem Gewicht deines Körpers nachzugeben.
Noch ein paar Schritte.
Hart, schroff, fest.
Noch ein paar Schritte.
Weich, federnd.
Federnd.
Nachgebend.
Schließlich findest du festen Boden, auf dem du stehst.
Verwurzle dich durch die Füße, fühle sowohl weich als auch fest.
Weich und fest gleichzeitig.

Setze deinen Weg fort.
Erlaube dieser Szene, deine Sinne zu füllen.
Du kommst zu einem Busch voller Beeren, Beeren in verschiedenen Farben.
Rote Beeren, blaue Beeren, gelbe Beeren, lila, grün.
Schließlich entscheidest du dich für die Farbe einer Beere, die du probieren möchtest.

Und dann greifst du nach der Beere und legst sie in deinen Mund, um zu sehen, wie sie schmeckt.
Und sie ist sauer, so sauer.
Der Geschmack von Säure erfüllt deinen Mund, breitet sich über die gesamte Zunge aus, deine Lippen, deine Zähne.
Der Speichel fließt durch die Säure.

Und schließlich entscheidest du dich, eine andere Beere zu probieren.
Du greifst nach einer anderen Farbe. Welche Farbe?
Du findest diese Farbe und probierst dann die andere Beere.
Und diese ist sehr süß.
Sie ist süß.
Und es ist schön, sie zu schmecken.
Der Geschmack entspannt den Mund.
Es schmeckt ganz wunderbar.

Und schließlich hältst du beide Geschmäcker, süß und sauer, gleichzeitig in deinem Mund.
Süß und sauer.

Und schließlich setzt du deinen Weg zurück auf dem Pfad fort.
Du findest eine Lichtung.
Sie ruft dich.
Du entscheidest dich, dorthin zu gehen.
Und du legst dich hin, um das sanfte Flüstern des Windes um dich herum zu spüren.
Und dieses sanfte Flüstern des Windes.
Und die Botschaft, die durchkommen muss.
Du hörst mit deinen Ohren, mit deiner Seele, mit deinem Herzen.
Und du bist in einem Zustand der Ruhe.
In einem Zustand der vollkommenen Ruhe.
Du erlaubst dieser Botschaft durchzukommen.
Du hörst mit deinen Ohren, mit deiner Seele, mit deinem gesamten Sein.

Du kommst wieder zu deinem Sankalpa zurück.
»Ich habe unendliche kreative Kraft.«
»Ich habe grenzenlose Möglichkeiten.«
»Ich kann mich grenzenlos entfalten.«
Während du deinen Blick auf die Wolken über dir richtest, die sich formen und dann auflösen.
Sich ständig in ihrem eigenen Tempo bewegen.

Kehre zu deinem Atem zurück, zur Wahrnehmung des Atems, empfangen und loslassen, empfangen und loslassen, empfangen und loslassen.
Erreiche die äußeren Grenzen deines Körpers mit deinem Atem, bemerke, wie jede Runde Ein- und Ausatmung, wie jede Runde davon sanftes Bewusstsein für diese Grenzen weckt.
Ein Raum für den Atem, ein Raum für diese Praxis, ein Raum für deine Entfaltung.
Und all der Atem und die Energie, die einfach durch dich hindurchfließen.
Nichts bleibt für immer.
Es kommt und geht in seiner eigenen Zeit.

Komme mit deiner Wahrnehmung im Körper an.
Komme in ein sanftes Bewusstsein für den Raum um dich herum.

Nimm die Qualität der Luft wahr und werde dir deiner unmittelbaren Umgebung bewusst:
Temperatur, Geräusche, Geschmäcker, Gerüche und die visuellen Eindrücke hinter den geschlossenen Augenlidern.

Die Praxis des Yoga Nidra ist nun abgeschlossen.

Vertiefe deinen Atem, um sanft in den Raum um dich herum zu erwachen, und halte dabei das Gefühl des Friedens in deinem Herzen.
Richte dich mit geschlossenen Augen langsam zu einem bequemen Sitz auf und bleibe noch einen Moment lang ruhig sitzen.
Nimm dir die Zeit dafür, die du brauchst.

Versuche, einen Teil von dir in diesem Zustand der Stille zu bewahren – in diesem Schwebezustand zwischen Ein- und Ausatmung.
Vertraue auf deine innere Weisheit und Unterscheidungskraft sowie auf das Wissen um deine kreative Kraft, deine grenzenlosen Möglichkeiten und dein Entfaltungspotenzial.
Vertraue darauf, dass alles bereits in dir ist.
Erkenne an, dass sich alles in seinem eigenen Tempo entfaltet.

Reflexion

1. Welche Gefühle und Bilder sind während der Praxis in dir aufgetaucht?
2. Hast du eine Botschaft aus den Wolken oder durch andere Elemente der Übung empfangen? Wenn ja, welche?
3. Wie hat sich dein Körper im Zustand des »Nichttuns« angefühlt? Welche Empfindungen waren präsent?
4. Wie fühlt sich dein *Sankalpa* jetzt für dich an? Hat sich seine Bedeutung für dich verändert?
5. Gab es Momente, in denen du limitierende Gedanken oder Glaubenssätze loslassen konntest? Schreibe dir auf, welche(n) du ab heute loslassen möchtest.

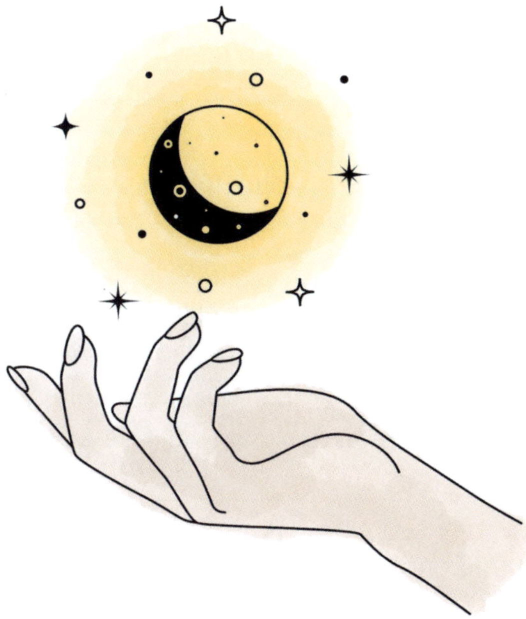

Der Weg ist das Ziel

Du hast dieses Buch bis zum Ende gelesen – das ist bereits ein großer Schritt! Vielleicht war es Neugier, die dich dazu gebracht hat, Yoga Nidra auszuprobieren, oder der Wunsch nach tiefer Entspannung und innerem Frieden. Egal, was dich hierhergeführt hat, du hast bereits den ersten Schritt auf einer transformativen Reise gemacht.

Yoga Nidra hat in meinem Leben eine entscheidende Rolle gespielt. Ich erinnere mich gut daran, als ich am Ende meiner ersten Yoga-Nidra-Erfahrung das Gefühl hatte, wirklich loslassen zu können. Damals wusste ich noch nicht, dass diese Erfahrung später so tiefgreifend und wertvoll für mein Wohlbefinden und meine Gesundheit werden würde. Heute, nach vielen Jahren als Ärztin, Gesundheitscoach und Yogalehrerin, weiß ich: Yoga Nidra ist weit mehr als eine Entspannungstechnik. Es ist eine Praxis, die uns auf verschiedenen Ebenen berührt – körperlich, mental und emotional.

In den Kapiteln dieses Buches hast du erfahren, wie Yoga Nidra dir helfen kann, dein Nervensystem zu beruhigen, deinen Schlaf zu verbessern und mehr Gelassenheit im Alltag zu finden. Du hast gelernt, wie regelmäßige Praxis nicht nur Stress abbauen kann, sondern auch tiefere Einsichten und eine bessere Verbindung zu deinem inneren Selbst ermöglicht. Diese Erkenntnisse und wissenschaftlichen Hintergründe sind jedoch nur der Anfang. Denn die wahre Magie von Yoga Nidra entfaltet sich erst dann, wenn du es selbst erlebst – immer und immer wieder.

Es wird Tage geben, an denen du denkst, dass es nicht klappt, an denen sich dein Geist weigert, still zu sein. Genauso erging es mir oft. Aber gerade an diesen Tagen ist es besonders wertvoll, dranzubleiben. Denn jeder Moment der Praxis – sei er leicht oder herausfordernd – bringt dich näher zu einem tieferen Verständnis deiner selbst. Genau in diesen Momenten wächst du. Und selbst wenn du nicht sofort die Veränderungen spürst, sei dir sicher: Sie geschehen.

Yoga Nidra kann ein schneller Weg zur Entspannung sein, nur ist es noch viel mehr: ein nachhaltiger Prozess, der sich nach und nach in deinem Leben verankert. Es ist eine Einladung, regelmäßig innezuhalten und dir selbst die Aufmerksamkeit zu schenken, die du verdienst. Die Transformation beginnt in kleinen Schritten – mit dem ersten Atemzug, mit dem ersten Loslassen. Und jeder dieser Schritte zählt.

Mit diesem Buch möchte ich dich nicht nur dazu ermutigen, Yoga Nidra zu praktizieren, sondern auch, deinen ganz eigenen Weg damit zu finden. Es geht nicht darum, perfekt zu sein oder sofort alle Übungen fehlerfrei zu beherrschen. Vielmehr geht es darum, dir selbst zu erlauben, zu wachsen, auch durch die Herausforderungen hindurch.

Yoga Nidra hat mich gelehrt, in den schwierigsten Momenten des Lebens Ruhe zu finden – und das möchte ich mit dir teilen. Ich hoffe, dass du durch die Übungen und Anleitungen in diesem Buch spürst, wie viel Kraft in dieser Praxis steckt. Du hast jetzt alles in der Hand, um Yoga Nidra in dein Leben zu integrieren.

Der Weg zu mehr Gelassenheit und innerer Balance beginnt jetzt – mit deinem nächsten Atemzug. Bleib dran, auch wenn es mal nicht perfekt läuft, und erinnere dich daran, dass jede Praxis, jede Erfahrung ein Geschenk an dich selbst ist. Dein Nervensystem, dein Körper und dein Geist werden es dir danken.

Von Herzen wünsche ich dir viel Freude und Tiefe auf deinem Weg mit Yoga Nidra. Du hast bereits den ersten Schritt gemacht – jetzt liegt die wunderbare Reise vor dir.

Anhang

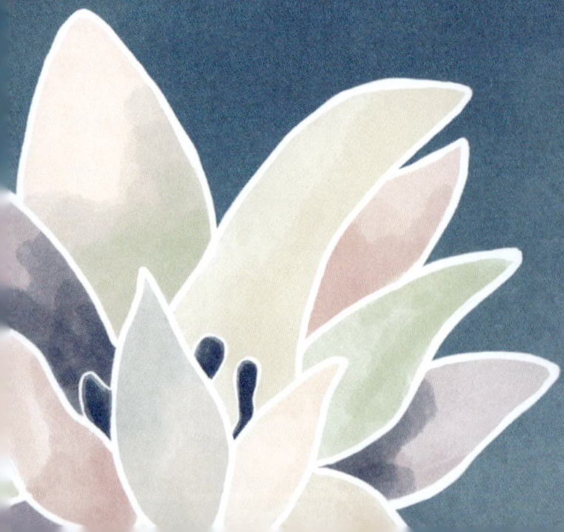

Quellen

1 Swami Satyananda Saraswati (2005): *Yoga Nidra: Tiefenentspannt durch Yoga Nidra*. 4. Auflage. Ananda Verlag, Yoga Publications Trust, Munger

2 Miller, Richard (2022): *Yoga Nidra: The iRest Meditative Practice for Deep Relaxation and Healing*. Sounds True Inc., Louisville

3 Huberman, Andrew (2025): *Protocols: Die Gebrauchsanweisung für den menschlichen Körper*. Knaur, München. Sowie Huberman, Andrew: Huberman Lab, diverse Podcasts zum Thema *Sleep Hygiene*

4 Desai, Kamini (2017):*Yoga Nidra: The Art of Transformational Sleep*. Lotus Press, Wisconsin (Beispiel)

5 Markil, N.; Whitehurst, M.; Jacobs, P. L.; Zoeller, R. F. (2012): *Yoga Nidra relaxation increases heart rate variability and is unaffected by a prior bout of Hatha yoga*. Journal of Alternative and Complementary Medicine. 10, S. 953–958

6 Rani, K.; Tiwari, S.; Singh, U. et al. (2011): *Impact of Yoga Nidra on psychological general wellbeing in patients with menstrual irregularities: a randomized controlled trial*. International Journal of Yoga,4, S. 20–25

7 Stankovic, L. (2011): *Transforming trauma: a qualitative feasibility study of integrative restoration (iRest) yoga Nidra on combat-related post-traumatic stress disorder*. International Journal of Yoga Therapy, 21, S. 23–37

8 Amita, S.; Prabhakar, S.; Manoj, I. et al. (2009): *Effect of yoga-nidra on blood glucose level in diabetic patients*. Indian Journal of Physiology and Pharmacology, 53, S. 97–101

9 Rani, K.; Tiwari, S.; Singh, U. et al. (2012): *Yoga Nidra as a complementary treatment of anxiety and depressive symptoms in patients with menstrual disorder*. International Journal of Yoga, 5, S. 52–56

10 Sharpe, E.; Butler, M. P.; Clark-Stone J. et al. (2023): *A closer look at yoga nidra – early randomized sleep lab investigations.* Journal of Psychosomatic Research. März, 166: S. 111169

11 Datta, K.; Tripathi, M.; Verma, M. et al. (2021): *Yoga nidra practice shows improvement in sleep in patients with chronic insomnia: A randomized controlled trial.* The National Medical Journal of India, 34 (3), S. 143–150

12 Nuzhath F. J.; Patil, N. J.; Sheela, S. R.; Manjunath G. N. (2024): *A Randomized Controlled Trial on Pranayama and Yoga Nidra for Anxiety and Depression in Patients With Cervical Cancer Undergoing Standard of Care.* Cureus. 16 (3)

13 Gunjiganvi, M.; Rai, S.; Awale, R. et al. (2023): *Efficacy of Yoga Nidra on Depression, Anxiety, and Insomnia in Frontline COVID-19 Healthcare Workers: A Pilot Randomized Controlled Trial.* International Journal of Yoga Therapy,3 (3)

14 Rani, M.; Singh, U.; Agrawal, G. G. et al. (2013): *Impact of Yoga Nidra on menstrual abnormalities in females of reproductive age.* Journal of Alternative and Complementary Medicine, 19 (12), S. 925–929

15 Kanchibhotla, D.; Subramanian, S.; Singh, D. (2023): *Management of dysmenorrhea through yoga: A narrative review.* Frontiers in Pain Research, 4: 1107669

16 Datta, K.; Mallick H. N.; Tripathi M. et al. (2022): *Electrophysiological Evidence of Local Sleep During Yoga Nidra Practice.* Frontiers in Neurology. 12 (13), S. 910794

17 Dol, K. S. (2019): *Effects of a yoga nidra on the life stress and self-esteem in university students.* Complementary Therapies in Clinical Practice, 35, S. 232–236

18 D'Souza, O. L.; Jose, A. E. et al. (2021): *Effectiveness of Yoga Nidra in reducing stress in school going adolescents: An experimental study.* Complementary Therapies in Clinical Practice, 45: S. 101462

19 Wong, S.; Fabiano, N.; Luu, B. et al. (2024): *The effect of weighted blankets on sleep quality and mental health symptoms in people with psychiatric disorders in inpatient and outpatient settings: A systematic review and meta-analysis.* Journal of Psychiatric Research, 179, S. 286–294

20 Meth, E. M. S.; Brandão, L. E. M.; van Egmond, L. T. et. al. (2022): *A weighted blanket increases pre-sleep salivary concentrations of melatonin in young, healthy adults.* Journal of Sleep Research, e13743

21 Rodrigues, Dinah (2011): *Hormon-Yoga: Das Standardwerk zur hormonellen Balance in den Wechseljahren.* 21. Auflage. Schirner Verlag, Darmstadt

Weiterführende und empfehlenswerte Literatur

Desai, Kamini (2017): *Yoga Nidra: The Art of Transformational Sleep.* Lotus Press, Wisconsin

Swami Satyananda Saraswati (2005): *Yoga Nidra: Tiefenentspannt durch Yoga Nidra.* 4. Auflage. Ananda Verlag, Yoga Publications Trust, Munger, Bihar

Stanley, Tracee (2021): *Radiant Rest: Yoga Nidra for Deep Relaxation and Awakened Clarity.* Shambhala Publications, Colorado

Miller, Richard (2022): *Yoga Nidra: The iRest Meditative Practice for Deep Relaxation and Healing.* Sounds True Inc., Louisville

Sachregister

Übungsübersicht

Dank

Am Ende dieses Buches möchte ich innehalten und all den Menschen danken, die mich auf meinem Weg begleitet und inspiriert haben. Ohne euch wäre dieses Werk nicht möglich gewesen. Ich nenne keine Namen, aber ihr wisst, wenn ihr gemeint seid.

Meiner Familie gilt mein tiefster Dank. Ihr seid mein Anker und meine unerschütterliche Unterstützung, egal, wohin mein Weg mich führt. Eure Liebe und Geduld haben mir die Kraft gegeben, meine Träume zu verfolgen und dieses Buch zu schreiben.

Ein besonderer Dank geht an meine Yogamentorinnen und -lehrerinnen. Ihr habt mir nicht nur die Weisheit der Yogapraxis vermittelt, sondern auch gezeigt, wie ich diese in mein eigenes Leben integrieren und an andere weitergeben kann. Eure Führung und euer Vertrauen in mich haben mir den Weg geebnet.

Meinen Freunden und Yogaschülern danke ich von Herzen für die vielen wertvollen Begegnungen und den ständigen Austausch. Ihr habt mir geholfen, stets weiterzuwachsen – sowohl als Lehrerin als auch als Schülerin. Eure Offenheit und euer Vertrauen sind für mich unbezahlbar.

Ein großes Dankeschön gilt auch meinen Klienten und Patienten. Ihr habt mich in euer Leben gelassen und mir gezeigt, wie wertvoll und transformierend Yoga Nidra und die Arbeit mit dem Nervensystem sein kann. Es ist eine Ehre, euch auf eurer Reise begleiten zu dürfen.

Ohne all diese Menschen wäre dieses Buch nicht entstanden. Ihr seid der Grund, warum ich weitermache und warum Yoga Nidra so viel mehr ist als nur eine Praxis – es ist ein Weg der Verbindung, des Vertrauens und des Miteinanders.

Von Herzen: Danke!

Über die Autorin

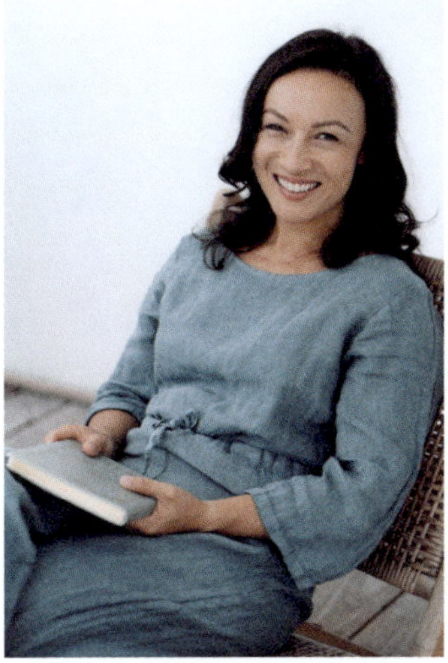

Dr. Lan Anamur Göttinger ist erfahrene Ärztin, Health Coach und passionierte Yogalehrerin. Mit ihrem umfassenden medizinischen Hintergrund und tiefen Einblicken in die ganzheitlichen Heilmethoden hat sie sich auf die Verbindung von traditioneller Medizin und alternativen Gesundheitspraktiken spezialisiert. Ihr Interesse für Yoga Nidra entstand während ihrer Suche nach effektiven Stressbewältigungstechniken für ihre Patienten und für sich selbst. Über die Jahre hat sie sich nicht nur eine tiefgehende Expertise in Yoga Nidra erarbeitet, sondern auch dessen wissenschaftliche Aspekte intensiv studiert.

Die Autorin hat bereits mehrere Artikel und Onlineressourcen zum Thema Yoga und mentale Gesundheit veröffentlicht, die auf ihrer beliebten Website humanofhealth.com zugänglich sind. Im Podcast »gerngesund« spricht sie über verschiedene Gesundheitsthemen, immer mit dem Hintergrund, den Zuhörern hilfreiche und umsetzbare Tipps für ihre Gesundheit zu vermitteln. Ihre Arbeit wird sowohl von medizinischen Fachkollegen als auch von Yogapraktizierenden geschätzt. Durch die Kombination ihrer medizinischen Kenntnisse mit traditionellen yogischen Techniken bietet Dr. Lan eine einzigartige Perspektive, die sowohl fundiert als auch praxisnah ist.